现代瑜伽

完美身材塑造之路

宋　波　李明轩　杨忠亮　郑雅楠　著

U0197752

清华大学出版社

北京

内容简介

本书是一本瑜伽体式图典，根据身体体位详细地介绍了最为流行的现代瑜伽和空中瑜伽中的上百种基础姿势，从入门姿势开始循序渐进，逐级向高难度的姿势进阶，全面而科学地为瑜伽爱好者制定了一套系统、科学的健身方法。全书共分5章，介绍了瑜伽初印象、瑜伽的呼吸、瑜伽清洁法、瑜伽收束法、开始瑜伽前的准备、开始呼吸、塑形前奏、面部瑜伽、颈部瑜伽、肩部瑜伽、美胸瑜伽、背部瑜伽、美臂瑜伽、虐腹瑜伽、纤腰瑜伽、翘臀瑜伽、瘦腿瑜伽、飞翔之始、空中起个飞、打开飞翔的羽翼、空降"脂"实、换个角度看世界、享"瘦"飞翔的过程、疗愈自瑜伽中等内容。

本书图文并茂，秉承了课堂教课与实际练习相结合的特点，从瑜伽理论、瑜伽姿势及身体结构3个角度帮助读者掌握瑜伽初、中、高级动作技法。其内容简单易懂、结构清晰、实用性强，适合于瑜伽初学者、大中院校师生及瑜伽培训人员使用，同时也是瑜伽爱好者的必备参考书。

图书在版编目（CIP）数据

现代瑜伽：完美身材塑造之路/宋波等著. —北京：清华大学出版社，2019（2020.7重印）
ISBN 978-7-302-51991-1

Ⅰ. ①现… Ⅱ. ①宋… Ⅲ. ①瑜伽—图解 Ⅳ. ①R793.51-64

中国版本图书馆CIP数据核字（2019）第000292号

责任编辑：陈立静
装帧设计：李　坤
责任校对：周剑云
责任印制：杨　艳

出版发行：清华大学出版社
　　　　　网　　　址：http://www.tup.com.cn, http://www.wqbook.com
　　　　　地　　　址：北京清华大学学研大厦A座　　　邮　　编：100084
　　　　　社 总 机：010-62770175　　　　　　　　邮　　购：010-62786544
　　　　　投稿与读者服务：010-62776969, c-service@tup.tsinghua.edu.cn
　　　　　质量反馈：010-62772015, zhiliang@tup.tsinghua.edu.cn
印 装 者：涿州汇美亿浓印刷有限公司
经　　销：全国新华书店
开　　本：170mm×240mm　　印　　张：14.25　　字　　数：222千字
版　　次：2019年6月第1版　　印　　次：2020年7月第2次印刷
定　　价：78.00元

产品编号：080014-01

推荐语

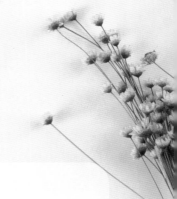

一个控制得当的体式过程是轻盈的，

一个控制得当的身体是存在觉知的，

体式与呼吸的结合为身心搭建完美的沟通桥梁。

愿通过瑜伽获得身体的健康和内心的喜悦。

—— 国际认证高级瑜伽导师

"手臂环身跳"世界纪录保持者 微超（Vco）

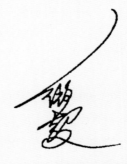

瑜伽是一项起源于古印度的体育运动，在全世界就如同我们的中国功夫一样流传深远，被很多人所熟知和喜爱。

现如今，大家之所以会如此热衷瑜伽，主要有以下几个原因：第一，想塑造一个完美的身材；第二，想让自己在烦躁的工作、生活中平静下来；第三，想达到强身健体的效果；第四，通过瑜伽的练习，稳定和愉悦的体式带来精神的安宁，更珍视自己的身体和灵魂，使身体成为更适合心智的载体。

——湖南卫视《天天向上》《花儿与少年》栏目组导演 曾韵婷

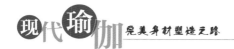

　　有幸捷足先登拜读了《现代瑜伽——完美身材塑造之路》的样稿，作为工具书既好看又实用。

　　我始终认为瑜伽与导引如出一辙，恰似孪生姐妹。就像佛教来自印度，而兴盛于中国一样，她们灵犀相通。她们同属东方文化，都尊崇天人相应、形神兼备的理念。导引注重调心、调息与调形的和谐统一，而瑜伽在强化形体舒展平衡的同时，更加重视能量的唤醒与提升，她们都是通往精神世界的工具。

　　瑜伽者形体的柔软性，显示出肌筋膜的充分松解、经络的高度通畅与内心的平静无我。瑜伽的中国化，也丰富了导引的修炼形式，从而导引见贤思齐。导引更加愿意接受瑜伽，源于瑜伽的优秀内涵。

　　现实与过去一样，浮躁、焦虑常伴；读书与瑜伽相同，学习思考相随，这才是化解之法。身体外形漂亮，内心品优质雅，也需坚定意志。

　　每天闲暇，反观一日自我，一米蒲团，三尺阳光，天籁之声化我心思，非瑜伽不可！

——中国中医药研究促进会非药物疗法分会常务副会长兼秘书长

解放军中医药学会针灸专业委员会常务副主委兼秘书长

吴文军　于三亚湾半岛汇

　　接拍《现代瑜伽——完美身材塑造之路》让我第一次深入地接触到瑜伽，每一个动作都是有情感的，就像生活发生的一部分，精彩又认真，让我对瑜伽也有了新的认识，这是一项精神与身体的完美运作，是一种思想和知识的延续，这样单纯的过程是自我内心的交流，在这之中，可以找到最干净纯粹的自己，有技巧，但无捷径，就像人生一样不断地去修行，从中得到智慧、道德、力量与自信！

　　《现代瑜伽——完美身材塑造之路》就像没有结局的小说，而我就是不愿放下的读者，从未开始，从未结束……

—— 中国十大新锐摄影师　著名导演　鲁成龙

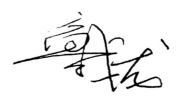

现代的生活紧张忙碌……我们渐渐丧失宁静与生活的意义，瑜伽能重新发现宁静，重建享受宁静的好习惯。

宽心生活，修持身心，乐观自信，视一切皆善……愿《现代瑜伽——完美身材塑造之路》带给我们幸福、平和、宁静和舒畅。

——中国十佳人像摄影师　蒙娜丽莎技术指导　马冲

瑜伽是一个通过提升意识，帮助人类充分发挥潜能的体系。瑜伽姿势运用古老而易于掌握的技巧，改善人们生理、心理、情感和精神方面的能力，是一种能达到身体、心灵与精神和谐的健身方式。

《现代瑜伽——完美身材塑造之路》从方便和便于锻炼健身出发，精准地设计了瑜伽的动作和锻炼计划，对于初学者来说更容易进入使人健康的瑜伽世界。

——中国国画家协会理事　著名山水画家　周璞

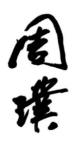

在都市快节奏生活中的人们，逐渐处在亚健康的状态中，不仅是身体的疲惫，更是内心的劳累。为了生活不停地加快自己的脚步，却没能驻足让自己内心得到一片安宁，还原一个本来的自己。

瑜伽不仅是锻炼，更是一种修行方式。每个动作舒缓了全身肌肉筋骨，让身体如烟云飘逸，让内心如山泉清澈，让自己更加自信阳光。

瑜伽是身心锻炼的捷径，更是健康的生活方式。放下，自在，缘来尘去，宁静修身，这本书带您邀游于瑜伽营造的光明之中，体会禅意空间，收获美丽和自信，让身心在阳光下绽放，我们静候您的驻足！

——九三学社中央书画院　九三学社北京书画院副秘书长　曲菁晨

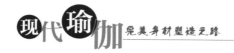
　　三年前初识波波，在氤氲轻柔音乐的教室中，安静而笃定，试着接触，更有似曾相识的感觉，冥冥之中自有安排。

　　她说，一个人坚持习练瑜伽，一定会有收益。她不建议初学者刚开始习练瑜伽就进行冥想，因为要先稳定外在，才能寻找内在。体式稳定不了，就不能控制身体，也不可能控制心性。本书的设计，是先从体式入手，随着练习的深入，自然会渴求瑜伽文化，这样慢慢开始心的蜕变。瑜伽练习没有终点，什么时候开始都是最好的时机。

　　《现代瑜伽——完美身材塑造之路》以最通俗易懂的方式，带领你的身体做"对"的事情，瑜伽是一种滋养的力量，享受它！

　　　　　　—— 中国－东盟企业家俱乐部茶道瑜伽部落首长　彭红

　　当我第一次双手合十，静静盘坐在弥漫空中的瑜伽音乐中，大脑、呼吸、身体，瞬间融化。瑜伽是一项心灵与自然的结合。在如今纷繁的现实中，让你找寻一份真实的宁静与自我……

　　《现代瑜伽——完美身材塑造之路》正是我要寻找的答案，当你初次体会到瑜伽的魅力，你便加倍地被深深吸吮，书中的每一张体式图片，每一份寄语，都是给每一位瑜伽爱好者最好的礼物，感谢有它——《现代瑜伽——完美身材塑造之路》的出版！！

　　　　　　——邑 STUDIO 视觉影像空间创始人　当代新锐摄影师　电影美术　胡庚亮

　　瑜伽的起源与古印度密不可分，其本意为与神相应。首重呼吸和冥想，次重体式。瑜伽的生命之气 Prana 跟道家的炁如出一辙，中脉七轮和三魂七魄实同源。当抛开宗教的面纱，瑜伽以一种健康阳光的生活方式出现在大众面前时，它便大行其道、席卷全球。

　　现代瑜伽不仅是一个意识苏醒的过程，更是外在塑形和内心世界的再一次平衡。若此书让你通过瑜伽遇到了更好的自己，那便是期待已久的瑜伽之光……

　　　　　　——壹华投资创始人　王燎

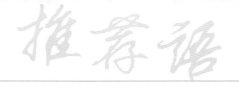

修身养性，重塑自我，在现代生活中寻找身心的平衡，在繁杂的工作中体会片刻的宁静，在纷扰的社会中升华自我的心灵。如何在这个时代遇见更好的自己？让我们从《现代瑜伽——完美身材塑造之路》开始你的美丽人生！

——农金智库创始人　金融智慧产业投资人　张万双

瑜伽是一种全身心的修行，是身、心、灵的平衡，练习瑜伽可以净化身心，带来力量、宁静和坚毅。

习练瑜伽的道路非常漫长，但是只要坚持练习，它就能有效改善你的个人情绪，使心智情绪呈现积极自然的状态，能让你更自信、更热诚、更乐观，让你每天的生活充满热情！

——917运动创始人　宋叶廷

瑜伽是一种和谐相处、适可而止的智慧，意味着内在宁静，从而使一个人能够均衡地审视生活的所有方面。瑜伽使纷乱的大脑获得平静，以及将内在能量导向有益的渠道方法。这和心理治疗有着相通的功效，每一次的瑜伽习练，是自己与自己的对抗，也是自己对自己的关爱，更是自己对自己的接纳。

——DEMAY EAP咨询师　王子彬

对于瑜伽这一古印度文化，作为一名临床医生，我虽一直好奇，企图探知一二，但多年来一直流于书面的文字和图案。自从5年前，波波老师将瑜伽这一古老身心修炼的理论和方法，在北大燕园传播以来，我对印度瑜伽才有了一些真正的理解和感悟。

瑜伽源自古印度六大哲学门派中的瑜伽派。其思想认为"天人合一"的自然状态才是宇宙的本真状态，这种状态有利于使人的身心健康达到最佳。通过调身（符合自然的身体运动）、调息（呼吸吐纳）、调心（冥想），探寻"梵我一如"的境界，即身心合一。但如何做好这"三调"呢？通过两千多年的实践，在印度已经形成了系统的理论和方法。

由于对瑜伽文化的痴迷，波波老师早年远赴印度孜孜求学，寻求瑜伽真谛，并搭建起了中印瑜伽传播与交流的桥梁。如今，她将所学知识和技能结合自身多年的修炼经验，以深入浅出、简繁有序、图文并茂的形式，悉心奉献给瑜伽爱好者，确是一件能够造福大家身心健康的幸事。

——原北京大学医院院长　张宏印

瑜伽现在已成为生活的一部分，无论是男人还是女人，为了有健康苗条的身材，都加入到这一项运动中，瑜伽会给你带来好心态、好生活。《现代瑜伽——完美身材塑造之路》犹如一本瑜伽爱好者的学习指南，能帮助学习者更安全更科学地练习瑜伽，是瑜伽爱好者的必选书籍。

—— 三摩地瑜伽董事长　中国喜爱瑜伽网创办人　杨国强

波波老师的瑜伽课，是我非常喜欢的瑜伽课程，有理有据，更重要的是在体式之前注入灵魂和情感，一招一式皆有出处。《现代瑜伽——完美身材塑造之路》向我们展示了如何帮助零基础或者有需求的瑜伽练习者一步一步进入阶梯式的练习，从而完成完美的塑形之路。

—— 空中瑜伽 Aerial Yoga 体系推广大使　印度瑜伽文化游学组织者

习习堂创始人　李羽

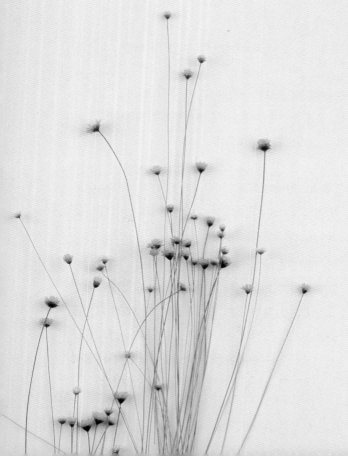

前 言

PREFACE

　　"瑜伽"是一种通往本质的生命形式——一个清晰的本性，人类完全可以在全身心放松的状态去应对生活中必然经历的挑战，通过全面的瑜伽学习——从初学者到高级冥想、论道、身临其境的修习，以及到达哲学研究和生命实践。

　　瑜伽不仅仅是身体的锻炼，同时也是一种生活方式，更是探索生命意义的钥匙，一旦开始，便不再停歇。瑜伽作为一项"身、心、灵的艺术"，她有着独特的魅力，在一天天的积累中，你会深刻体会身体、心理和精神的内在联系与协调，你会很快体会到自己身体的变化与进步，通过有规律的练习让身体从杂乱无序的生活状态中解脱出来，使身心达到平衡。

　　瑜伽，原意是把牛、马套在车辕上，引申意思是要用意志力来抑制住知觉器官的功能，抑制住脑中丛生的杂念，使自我精神和肉体结合到统一和谐的最佳状态。瑜伽从最初的意识控制，到觉悟与解脱，是由一个阶段性目标叠成，向着总目标靠近的过程，这一个过程的完成，包含诸多不同层面的阶段性的分目标，而这些不同层次的分目标，汇集组成了一个完整的瑜伽过程。

　　古时的人们用瑜伽修炼灵魂，追求梵我合一。现代瑜伽是人们用来修炼身体的，经过瑜伽体位法的练习和呼吸法的结合，调节身体内分泌系统的平衡，同时使身体的肌肉、骨骼得到强健，缓解亚健康状态，使身心更加年轻态。瑜伽作为一种以平衡为核心的生活方式，她会对我们的身体状态有较大影响，无论你的体重偏重还是偏轻，瑜伽都能够帮助你调整身体状态，使之达到一种平衡的状态，不至于过胖，也不至于过瘦。

　　瑜伽以它独特的健身方式，赢得了更多人的关注和喜爱。瑜伽瘦身，不仅健康安全，还让你瘦得有曲度，减脂的同时完美塑形，加强肌肉力量与弹性，让我们看起来瘦却更有力量，通过瑜伽使身体深层肌肉启动，加速血液循环，主动排汗，使我们的皮肤更加光泽有弹性。比起靠药物和痛苦的节食减肥，瑜伽更受现代人所喜爱，减重而不减肌，轻松打造傲人身材，精致小Ｖ脸、天鹅颈、香肩美背、美胸小"腰"精，不做"腹"婆穿马甲，还要维密翘臀大

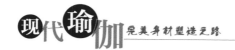

长腿，这一切都不只是说说，据美国专业人士论证：瑜伽练习能十分有效地帮助身体燃烧多余的脂肪，是最有效的身体"雕塑"健身术。

　　瑜伽并非万能，也并不单纯是为了减肥以及体重管理而设计的。在瘦身的同时，也可以帮助我们缓解肩颈疲劳、背部僵硬、腰椎疼痛等身体问题。所以我要呈现给大家的，是如何运用瑜伽体式在大家都关心的美体、塑形方面给予大家一些可能的帮助，从摆正观念、基础体式、瑜伽悦食，到培养正确的习练习惯、静心减压、情绪管理，希望本书是一本有实际意义的可以帮助大家管理身材的手边书。同时，本书还首次融入了空中瑜伽的章节，由简到难，利用空中吊床不稳定的原理，看似简单的动作，也可以轻松刺激、激发全身肌肉群的启动，强化核心力量，帮助身体高速燃脂。利用吊床，可以帮助初学者轻松地完成很多倒立的体式，使血液回流，滋养大脑，促进面部的血液循环，加速身体代谢，延缓衰老。

　　当然更重要的是要传递给大家一种正确的生活方式，生活即瑜伽，瑜伽即生活。要把瑜伽好的方式带入到生活当中去，让瑜伽渗透到生活中，从点点滴滴改变，练身、静心，去寻找自我的超越与平衡。如果说我是这本书的作者，倒不如说我是书籍的整理者更为贴切。瑜伽有着悠久的历史，我们将瑜伽带入现代的生活中，学习、习练、融入，期待自我的成长与蜕变。

　　本书中的第 3 章和第 4 章为瑜伽重点姿势介绍章节，在章尾处提供了二维码，便于用户扫码观看各种姿势的视频讲解。

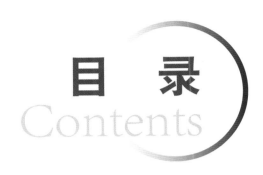

目 录
Contents

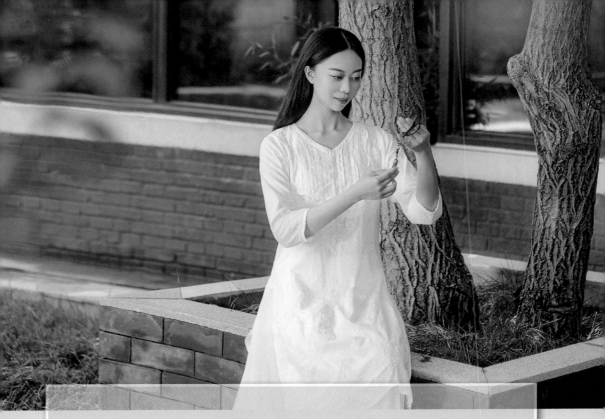

瑜伽初印象

第1章

瑜伽（英文：Yoga，印地语：योग）是一个汉语词汇，最早是从印度梵语"yug"或"yuj"而来，其含意为"一致""结合"或"和谐"。瑜伽源于古印度，是古印度六大哲学派别中的一系，探寻"梵我合一"的道理与方法。对于现代人来讲，所谓的瑜伽，则是一系列修身养性的方法。

瑜伽

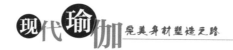
1.1 认识瑜伽

瑜伽源于古印度，是古印度六大哲学派别中的一系，探寻"梵我合一"的道理与方法。古代的瑜伽信徒逐渐发展出一系列的瑜伽体系，因为他们深信通过身体的运动和调控呼吸，可以有效地控制心智和情感，以及保持健康的身体。

什么是瑜伽

不可否认，瑜伽已经变得非常流行，瑜伽也变得非常神奇，它不仅可以快速减肥、缓解压力、调节心情，而且还可以治疗各种疾病。如此一来，瑜伽老师也变得极为高大上和无所不能。各大商店、网站开始大量销售瑜伽书籍、录像、辅具。健身房、瑜伽馆也都开设了五花八门的瑜伽课程。医生、理疗师、社会名流和邻居们也都在极力宣扬瑜伽的好处：可以提高心血管功能，可以改善腰椎、肩颈疼痛的问题，可以为我们带来平衡、柔韧、力量和内心的强大。

是啊！既是一项健身运动，又能平复情绪，还有哪项运动可以和瑜伽比拟呢？近年来瑜伽如此风行，想必大家是跟随美国吹来的风，事实上，它是在大约5000年前由印度的圣贤发明的，这些人被称为Rishis（仙人、观者）。他们对减轻体重、紧实小腹、消除腰背疼痛甚至缓解压力没有丝毫兴趣。他们创造瑜伽是为了用身体和呼吸来驯服最为狂放不羁的野兽——大脑。

瑜伽，不仅是一套流行或时髦的健身运动这么简单，它是一个非常古老的集哲学、科学和艺术于一身的修炼方法。瑜伽的基础是建立在古印度哲学上的，经过数千年的洗礼，其心理、生理和精神上的戒律已经成为印度文化中的一个重要组成部分。

瑜伽，不仅仅是体式和呼吸的习练，从本质上来说它是一场通往真实自我的旅行。瑜伽Yoga是一个梵文词语，大致可被翻译为"一致""结合"或"和谐"，是印度哲学六大正统体系之一。圣哲帕坦伽利告诉我们，瑜伽包含两个方面的内容，一动一静，即纯粹地存在与达到这个状态所需的行为和练习。

帕坦伽利的《瑜伽经》是一本被人们比作"瑜伽圣经"的典籍。开篇就阐明了瑜伽的定义：Yoga citta vritti nirodhah（经文1.2），即"瑜伽是控制头脑意识的波动"。他说，只有当头脑安静下来，我们才能真正收获习练的果实——爱、平和、慈悲和喜乐。

《薄伽梵歌》中给了瑜伽这样的解释："工作本身就是你的特权，成果则不是。永远不要让行动的成果作为你的目的；永远不要停止工作。抛弃所有的私心，以神的名义去工作。不要被成功或者失败所困扰。这种心态的平衡就叫作瑜伽。"

瑜伽也被描述为在纷繁事物中所具有的工作智慧或生活艺术，一种和谐相处、适可而止的智慧。

 ## 瑜伽的起源

瑜伽最早出现在5000年前的古印度，那时人类文明刚刚萌芽。石器时代的萨满教（Shamanism）与现代印度文化有千丝万缕的联系，是孕育古老瑜伽的源泉。

瑜伽被称为"世界的瑰宝"。瑜伽发源于印度北部的喜马拉雅山麓地带，古印度瑜伽修行者在大自然中修炼身心时，无意中发现各种动物与植物天生具有治疗、放松、睡眠或保持清醒的方法，患病时能不经任何治疗而自然痊愈。于是古印度瑜伽修行者根据动物的姿势观察、模仿并亲自体验，创立出了一系列有益身心的锻炼方法，也就是体位法。

当代哲学研究者与瑜伽学者，根据考证与传说，想象并描述了瑜伽的萌生过程：在喜马拉雅山的一侧，有一座高达8000米的圣母山，那里有许多隐修者，他们通过静坐苦修，很多人修成圣人，于是有一部分人开始羡慕并追随他们，这些圣人就以口诀的方式将修炼秘法传授给追随者，这就是最初的瑜伽行者。

初期的瑜伽行者都是苦修者，无论冬夏常年在冰雪覆盖的喜马拉雅山脚下向大自然挑战。要想长寿而健康地活下去，就必须面对"疾病""死亡""肉体""灵魂"及人与宇宙的关系，他们仔细观察动物，看它们如何适应自然的生活，如何实施有效的呼吸、摄取食物、排泄、休息、睡眠以及与疾病抗争。根据这些资料，结合人类的身体结构、各个器官系统，解析精神如何左右健康，研究出控制方法。瑜伽的目的在于使身体、心灵和自然和谐统一，从而开发人体潜能、智慧和灵性。

开始时，瑜伽行者局限在喜马拉雅山洞穴和茂密的森林中心地带修持，后扩展

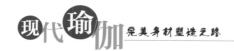

到寺院、乡间小舍。当瑜伽的修持者在深沉的静坐中进入最深层次时，就会获得个体意识与宇宙意识的结合，唤醒内在沉睡的能量，得到开悟和最大愉悦，从而使瑜伽具备了强大的生命力与吸引力，逐步在印度普通人中间流传开来。

瑜伽的发展

关于瑜伽的记载，最早出现在《吠陀经》的印度经文中，大约在公元前300年时，瑜伽之祖帕坦伽利通过《瑜伽经》构成当代瑜伽修炼的基础，而帕坦伽利提出的哲学原理被公认为是通往瑜伽精神境界的里程碑。

瑜伽经过长时间的发展，其历史被现代学者划分为下列四个时期。

1．前古典时期

前古典时期是从公元前5000年开始，至梨俱吠陀的出现为止，约有3000多年。该时期是瑜伽的原始发展时期，也是瑜伽缺少文字记载的时期。瑜伽最初是由一个原始的哲学思想逐渐发展形成的一种修行法门，其静坐、冥想及苦行成为瑜伽修行的重点。

2．古典时期

古典时期是指在公元前1500年前，历经《吠陀经》《奥义书》与《薄伽梵歌》的出现，该时期完成了瑜伽行法与吠檀多哲学的合一，由强调行法到行为、信仰、知识三者并行不悖。

大约在公元前300年，印度大圣哲帕坦伽利（英文：Patanjali）创作了《瑜伽经》，此时的印度瑜伽才在其基础上真正成形，而瑜伽行法也被正式定为完整的八支体系。从此，帕坦伽利被尊为瑜伽之祖。

3．后古典时期

从《瑜伽经》往后，被称为后古典瑜伽。后古典瑜伽时期包括"瑜伽奥义书"、密教和诃陀瑜伽。其中，"瑜伽奥义书"包含二十一部，表示纯粹认知，推理甚至冥想都不是达到解脱的唯一方法，若想解脱必须通过苦行修炼，通过生理转化和精神的体会，才能达到梵我合一的境地。因此，在该时期产生了节食和禁欲的行为，同时产生了体位法、七轮等，以及咒语、手印、身印等，这些成为后古典时期瑜伽的精华。

4．现代瑜伽

瑜伽发展到现在，已经成为世界上最为广泛的一种锻炼修习方法。瑜伽最初来自印度，后传至欧美、亚太、非洲等地，因它对心理的减压及对生理的保健等具有明显的作用而备受推崇。历经几千年的发展，瑜伽不断地被演变出了各种分支方法，例如热瑜伽、哈他瑜伽、高温瑜伽、养生瑜伽等。

随着瑜伽火遍世界，随之也产生了一些在全球性具有影响力的瑜伽大师，例如，室利·阿罗频多、辨喜、艾扬格、斯瓦米·兰德福、张蕙兰等。而由斯瓦米·兰德福担任首席大师的印度帕坦伽利瑜伽学院有限公司，是当今世界历史上传承最悠久、最权威的瑜伽学院和瑜伽教练资质等级评定认证机构。

现代瑜伽之父为19世纪的"克须那摩却那"，而"爱恩加"和"第斯克佳"则是圣王瑜伽的领导者。另外，印度锡克族用于练气的"拙火瑜伽"和用于练心的"湿婆阿兰达瑜伽"也是两个重要的瑜伽派别。

 ## 瑜伽进入中国

现代人对于瑜伽的认识，大多数来源于中央电视台，自1985年几乎每天早晨和晚上中央电视台一套和二套都会播放一套名为张蕙兰的瑜伽节目，每集30分钟，从而使瑜伽走进了中国的千家万户，被更多国人所认识，也因此在中国，一提到"瑜伽"这个词，张蕙兰老师的身影随即就会出现在人们的脑海中。张蕙兰老师被大家称为当代中国"瑜伽之母"，深受亿万观众的喜爱！

与此同时，这套节目也获得了极高的收视率，由1985年到1999年年末从未间断播放，成为中国电视史上播放时间最久的电视系列片之一！因此很多人都认为是张蕙兰老师将瑜伽带入了中国。而她却总是说："自从30多年前接受了瑜伽的这份美好赠礼之后，我就把自己放在为大家服务的位置上，并要把瑜伽分享给中国人民，这是唯一的方法，让我向崇敬的柏忠言尊师表达及回报我的感恩之心。" 20世纪90年代，国外开始注意到张蕙兰老师和她独树一帜的瑜伽习练方法。自1998年以来，她的瑜伽电视系列节目通过PBS电视网在全美播出，掀起了美国现代瑜伽的热潮。

实际上瑜伽流入中国，最早是随着佛教的传入而传入的。

大家都看过《西游记》，对于高僧玄奘取经的故事再熟悉不过了，相传在1400年前就是由玄奘去印度取得真经后，从而将佛教引入了大唐，而在那个时候就已经

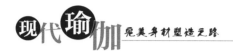

有了瑜伽，只是那个时候的瑜伽属于佛教的瑜伽，而非现代我们所认识的瑜伽！也由于那个时期文化的闭塞，瑜伽并没有广泛地流传开来，被大众所认可。

瑜伽虽起源于印度，但其核心思想却与有着同样悠久文明历史的中国的冥想惊人地相似，并出现在同一时期。抛开瑜伽来说冥想，我国的冥想在公元前五六百年的春秋战国时期就已有相关的记载。比如老子的致虚极、守静笃，庄子的心斋等，都与冥想类似。而瑜伽强调的"天人合一"的思想，在我国的《黄帝内经》中早已提到，其思想形成于上古，而成书于周秦，与印度瑜伽"梵我合一"理论形成的《奥义书》，时代大致相同。

 ## 瑜伽日

每年的6月21日为国际瑜伽日。设立国际瑜伽日的决议草案是由印度提出的，一经提出便受到了175个成员国的支持。

国际瑜伽日决议草案最初是由印度总理纳伦德拉·莫迪在第69届联合国大会上提出的，他说："今天，我要强调的是，瑜伽是我们古老传统的宝贵礼物。瑜伽体现了心灵和身体的统一、思想与行动的统一。这种整体习修的方法有益于我们的身体健康，也为我们创造了更多的福祉。瑜伽不仅仅是锻炼，它是一种发现自己、世界与自然三者合为一体的方式。"

该决议中还指出："个人和全民作出更健康的选择和采取有利于身体健康的生活方式十分重要。"同时，世界卫生组织还敦促成员国鼓励国民多进行身体活动。目前，身体活动不足位列全球十大导致死亡的原因之一，包括心血管疾病、癌症、糖尿病等。

另外，在对决议进行投票之前，联合国大会第69届会议主席萨姆·库泰萨则强调："数世纪以来，各行各业的人们修习瑜伽，认识到瑜伽独具令人身心合一的特点。瑜伽实现了思想与行动的和谐统一。"

1.2 瑜伽的派别

　　瑜伽经过几千年的发展演变，已经衍生出很多派别。不同的瑜伽派别理论有很大差别，目前瑜伽大体上可分为古典瑜伽、阿斯汤伽瑜伽、艾扬格瑜伽、流瑜伽、热瑜伽等派别。

古典瑜伽

　　正统的印度"古典瑜伽"包括智瑜伽、业瑜伽、哈他瑜伽、王瑜伽、昆达利尼瑜伽五大体系。智瑜伽提倡培养知识理念；业瑜伽倡导内心修行，引导更加完善的行为；哈他瑜伽包括精神体系和肌体体系；王瑜伽偏于意念和调息；昆达利尼瑜伽着重能量的唤醒与提升。这些不同体系理论的瑜伽，对于修习者来说都是通往精神世界的工具。

1. 智瑜伽

　　智瑜伽提倡培养知识理念，从无明中解脱出来，达到神圣知识，以期待与梵合一。智瑜伽认为，知识有低等和高等之别。平常人所说的知识仅仅局限于生命和物质的外在表现。这种低等知识可以通过直接或间接的途径获得。然而智瑜伽所寻求的知识，则要求瑜伽者专注内在，透过一切外在事物的本质，去体验和理解创造万物之神——梵。通过朗读古老的、被认为是天启的经典，理解书中那些真正的奥义，获得神圣的真谛。瑜伽师凭借瑜伽实践提升生命之气，打开头顶的梵穴轮，让梵进入身体获得无上智慧。

2. 业瑜伽

　　业是行为的意思。业瑜伽认为，行为是生命的第一表现，比如衣食、起居、言谈、举止等。业瑜伽倡导将精力集中于内心的世界，通过内性的精神活动，引导更加完善的行为。瑜伽师通常采取极度克制的苦行方式，历尽善行，崇神律己，执着苦行，净心寡欲。他们认为人最好的朋友和最坏的敌人都是他本身，这全由他自己

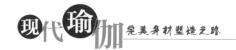

的行为决定。只有完全地奉献和皈依，才能使自己的精神、情操、行为达到与梵合一的最终境界。

3．哈他瑜伽

在哈他（Hatha）这个词中，"哈"（ha）的意思是太阳，"他"（tha）的意思是月亮。"哈他"代表男与女、日与夜、阴与阳、冷与热、柔与刚，以及其他任何相辅相成的两个对立面的平衡。

哈他瑜伽认为，人体包括两个体系，一为精神体系；一为肌体体系。人日常的思想活动大部分是无序的，是能力的浪费，比如：疲劳、兴奋、哀伤、激动，人体只有一小部分用于维持生命。

在通常情况下，如果这种失调现象不太严重时，通过休息便可自然地恢复平衡，但是如果不能主动地自我克制和调节，这种失调会日益加剧，导致精神和肌体上的疾病。体位法可以打破原有的骚乱，消除肌体不安定的因素，停止恶性循环的运动；通过调息来清除体内神经系统的滞障，通过庞达控制身体的能量并加以利用。

4．王瑜伽

如果说哈他瑜伽是打开瑜伽之门的钥匙，那么王瑜伽就是通往精神世界的必由之路。哈他瑜伽重在体式和制戒，王瑜伽偏于意念和调息。通常使用莲花坐等一些体位法进行冥想，摒弃了大多数严格的体位法。王瑜伽积极提倡瑜伽的八支分法，即禁制、尊行、坐法、调息、制感、内醒、静虑、三摩地。

瑜伽冥想方法很多，但体位姿势大都采用莲花坐，练习冥想时通过意念来感受实体的运动，控制气脉在体内流动，产生不同的神通力。一点凝视法是瑜伽者比较喜爱的一种冥想练习方法，通常是在环境幽静的地方，或在山林湖海边将注意力集中在某一固定的实体上，比如克里希那神像或是蜡烛、树叶、野花或是瀑布、流水等，使自己的精神完全沉浸在无限深邃的寂静中。

5．昆达利尼瑜伽

昆达利尼瑜伽又称为蛇王瑜伽。昆达利尼证明了人体周身存在72000条气脉，七大梵穴轮，一根主通道和一条尚未唤醒而处在休眠状态的圣蛇。通过打通气脉，使生命之气唤醒那条蛇，使它穿过所有的梵穴轮而到达体外，一旦昆达利尼蛇冲出头顶的梵穴轮，即可获得出神入化的三摩地。昆达利尼瑜伽是为所有在家的人而设计的，让修炼者享受完整的家庭生活，增加内在的包容量，让人能从容面对生活中的压力，同时保持青春、美丽和健康。通过昆达利尼瑜伽，昆达利尼沿着脊椎骨提升，通过人体的八个能量中心，让每个能量中心平衡，直达大脑刺激松果腺和脑下垂体，让神经系统、荷尔蒙系统和每个细胞核得以激活。因此，练习过昆达利尼瑜伽的人都体会过无论是身体上还是心灵上的变化和强化，且都比一般的瑜伽来得快。

 ## 阿斯汤伽瑜伽

阿斯汤伽瑜伽（Astangha Yoga）将帕坦伽利《瑜伽经》里的八支行法奉为核心体系，该体系是最古老的瑜伽练习体系，强调体位练习中"三把锁"的应用，即喉咙、肚脐、会阴相结合，比较侧重于力量、柔韧性和耐力的培养，尤其是力量和耐力，是各类瑜伽中运动强度较大的一种。在练习过程中，唯有当动作与呼吸的频率协调一致时，练习者才能够充分享受到瑜伽体式所蕴涵的益处。

阿斯汤伽瑜伽分为基础级、中级、高级三种级别，每种级别的动作都是固定不变的，其动作编排都是以五遍太阳祈祷式A和B开始，中间包含大量的体位姿势练习，最后以倒立和休息术作为结束。其练习的目的在于消耗大量的热量，从而达到清洁身体、排出毒素的目的。

阿斯汤伽瑜伽可以均衡地锻炼身体的力量、柔韧度和耐力，因此在西方被称为"力量瑜伽"，可以有效地改善人体循环系统，调理身心，练习后使人神清气爽。同时，练习者还可以获得力量与柔韧之间的平衡，改善心血管机能，使身体变得更加灵活、轻盈，身体更加强壮、健康。因此，阿斯汤伽瑜伽深受欧美等国家健身爱好者的青睐。

 ## 艾扬格瑜伽

艾扬格瑜伽（Iyengar Yoga）是由印度瑜伽大师艾扬格（B.K.S Iyengar）创立和教授的哈他瑜伽课程，并且以他的名字命名。它非常注重正位性，人体的正确摆放、生理结构、骨骼肌肉的功能，强调体位动作的精准，有矫正和恢复身体的效果，在练习过程中有时需要借助辅助工具来完成相应的体式练习，给人以安全感，更适合入门学习者和身体僵硬的人练习，是初学者、患病人群和中老年人的福音。它可以协调身体平衡，对疾病治疗效果很好，练习者通过实际练习和亲身实践与规

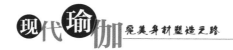

律的自修来寻求体位法的意义。

艾扬格从小体弱多病，最初练习的是哈他瑜伽，其练习目的是为了强身健体，并将哈他瑜伽练到了很高的境界。但是，在艾扬格大师60岁左右时，经历了一场车祸，车祸造成的伤害使他连最简单的体式都做不了了。凭借超人的毅力和努力，艾扬格大师经过9年的时间恢复了健康。在这几年的伤痛中，艾扬格大师深刻体会到身患疾病的痛苦，以及瑜伽给自己带来的神奇的功效，因此创建了著名的、具有治疗效果的艾扬格瑜伽体系。

在艾扬格瑜伽体系中，各种各样的辅助工具——木块、长凳、沙袋、毯子、垫枕、布带等，都成为该瑜伽体系的一大亮点，这也是与传统瑜伽最大的区别。使用这些辅助工具，不仅可以加大动作幅度，而且还可以让许多看似遥不可及的动作变得更加简单。艾扬格瑜伽以安全缓慢著称，可以磨炼练习者暴躁的性情。

艾扬格大师被看作是目前全世界最伟大的瑜伽导师，被称为"现代瑜伽创始人"。他对瑜伽有着超过75年的实践与教学，他编写了许多与瑜伽相关的书籍，其中最著名的是《瑜伽之光》。艾扬格瑜伽已经传遍全球，数以百万的学生正在学习着这种瑜伽。

流瑜伽

流瑜伽又被称为"流程瑜伽"，来自西方，是时下很流行的一种瑜伽，体式之间的衔接给人以行如流水般的流畅之感，所以被称为"流瑜伽"，是哈他瑜伽与阿斯汤伽瑜伽的混合体，侧重伸展性、力量性、柔韧性、耐力、平衡性与专注力，练习风格和难度都介于两者之间。

流瑜伽练习大多是从传统哈他拜日式开始，并不是使用阿斯汤伽的A和B，很多人认为应该使用阿斯汤伽的A和B，这是错误的。课程开始采用传统拜日式进行身体的预热练习，再进入不同体式阶段的练习，标准练习中核心体式必须多为跨立类型，用Vinyasa进行每一个核心体式的串联，同时要严格保证核心体式和串联体式间连接的紧密性。以倒立或伸展比较大的体式结束，最后保证10分钟以上的休息时间。

流瑜伽适合健康的年轻人、想减肥排毒的人群练习，不建议体弱多病者练习，可针对轻度自闭症、注意力不集中的人群进行很好的调理。

热瑜伽

　　热瑜伽，也叫高温瑜伽，练习者需要在38℃～42℃的高温环境下进行练习，简单地说就是在一个加热的环境中练习瑜伽。这套课程体系是由印度人比克拉姆在传统哈他瑜伽的基础上创立的。热瑜伽共由26个基本动作组成，它们是从传统的瑜伽姿势中挑选出来的，并配合两种呼吸法，按照人体肌肉与韧带的特点，科学地排列出拉伸、热身的体式前后顺序。练习过程中，26个体式的顺序不可打乱，因为每一个体式都是为下一个体式做准备的，一旦打乱就会影响整节课的练习效果。

　　比克拉姆大师认为，在身体未热的情况下练习瑜伽很容易受伤，因此40℃的室内温度在令体温提升的同时，还可以加速血液循环，柔软因缺少运动而变硬的肌肉和筋骨。这样，即使是平时非常缺少运动的身体，也可以更轻易地完成不同的伸展动作，不容易受伤。所以高温瑜伽非常适合初学者或长期缺乏运动的人。这套动作可以在90分钟内让身体恢复到一个平衡协调的状态，使全身都得到充分的伸展与锻炼，能够把充满氧气的新鲜血液100%地输送到身体的各个部位，让它们恢复到健康的、自然的工作状态。

　　热瑜伽对于减肥、排毒、雕塑身材都有很好的效果，是目前比较流行的创新练习方法，比较适合身体健康、无大病、想减肥排毒的人。而患有心脏病、高血压、严重眼耳疾病、糖尿病、大病初愈、产妇、亚健康的人群则不适合练习。

　　通过热瑜伽的练习，可使身体大量排汗带走体表的毒素，净化神经系统，从而达到排出体内垃圾的目的。不过要注意的是，练习过程中要适度饮水，练习后也需要大量补充水分，这样才能更快地加速身体新陈代谢，还不丢失身体中的水分，防止细胞早衰。

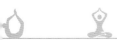

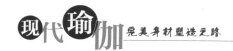

1.3 瑜伽手印和分支

手印，是修炼瑜伽时手的姿势，是手部的瑜伽；而八支分法瑜伽，也叫作Ashtanga瑜伽。在本小节中，将详细介绍瑜伽手印和八分支的基础内容。

 瑜伽手印

手印是练习瑜伽时手部的姿势，瑜伽手印又称为契合法，是古老瑜伽练习方法的一种，是指用手指或者脚趾，配合瑜伽的体位法、呼吸法、冥想进行练习，刺激手部或脚部的反射区，从而增强身体练习的效果，起到一定的健身作用，在冥想和调息中具有重要意义。不同的手印法对身心的影响也各有不同，但都有助于净化我们的心灵。瑜伽修行者们认为将手指联结会影响人体内的能量流，可以帮助恢复"身心"健康。手印不仅是将两股不同的力量与世界或宇宙力量相连，同时也在创造一种"捷径"。

手的不同部位会反映身体、大脑和心灵的不同状态，每一根手指都有它独特的象征意义，是个体心灵与宇宙本体的结合。

每根手指的象征意义如下所述。

- 拇指（自我意识）：代表Paramatma，无处不在的宇宙和至高的神意。
- 食指（智慧能力）：代表Jivatma，个体的心灵。
- 中指（挑战压力）：代表Sativa，纯洁、智慧与和平。
- 无名指（生命力）：代表Raja，活力、运动和激情。
- 小指（交流沟通）：代表Tama，惰性、懒散、黑暗。

1. 智慧手印 (Jnana Mudra)

智慧手印：双手掌心向上，拇指与食指轻轻相贴合，其余三指自然伸展。此手印代表把自身的能量和宇宙的能量结合在一起，即人与自然合一，可以让人很快进入平静的状态，象征着瑜伽的终极目的，是心灵和至高之神的结合。

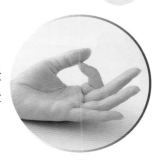

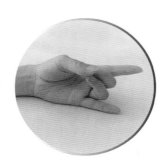

2. 能量手印 (Energy Mudra)

能量手印：无名指、中指和大拇指自然相贴合，其余手指自然伸展。此手印可以排出体内的毒素，消除泌尿系统的疾病；帮助内脏排毒；调节大脑平衡；让人更有耐心和信心。

3. 禅那手印 (Dhyani Mudra)

禅那手印是帮助我们修定悟静的常用手印。

禅那手印：双手掌心向上，成碗状，拇指轻轻触碰在一起，将双手放于脚踝骨上。女性为右手、右脚在上，男性则为左手、左脚在上。此手印可促使我们更加平和和稳定，赶走消极能量，引导新鲜和积极的能量，使内心平和，精神稳定，达到阴阳平衡。

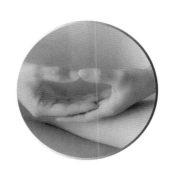

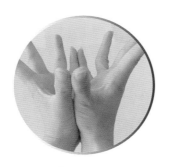

4. 莲花手印 (Lotis Mudra)

莲花手印：掌根、双手拇指与小指相贴合，其余六指分开，将双手置于胸前。

莲花手印代表纯洁，能够帮你打开心轮，感受爱的力量。

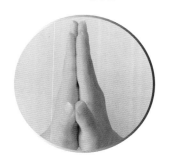

5．合十手印（Atmanjali Mudra）

合十手印：也叫祈祷手印，双手手掌合十于胸前，指尖向上，拇指相抵，手掌之间留有空间。人体左阴右阳，双手合十，可使阴阳平衡，有利于获得平和的心态，有助于集中精神，也意味着身体和心灵的合一。

6．妙语手印（Ksepana Mudra）

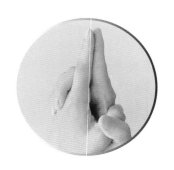

妙语手印：双手掌心相对，食指指向天空，其余手指交叉相扣。

妙语手印有利于帮助赶走消极能量，引导积极能量流动。

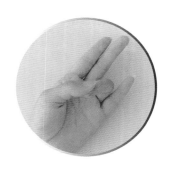

7．大地手印（Prithvi Mudra）

大地手印：拇指和无名指相触，其余手指伸直。大地手印能有效地刺激身体机能，改善身体健康情况，缓解精神紧张，对皮肤和发质也有很好的改善作用。

8．生命手印（Prana Mudra）

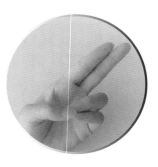

生命手印：拇指、无名指、小指相触碰，食指、中指自然伸直。

生命手印有助于提高生命力，增强体质，提高情绪、反应能力，增加活力，消除紧张和疲惫。

瑜伽的八支

八支分法瑜伽，也叫作Ashtanga瑜伽。Ashtanga的意思是串联体式。八支的概念是出自一本非常古老的瑜伽经典——帕坦伽利大师的《瑜伽经》。很多瑜伽修行者都会翻阅这本书，把它奉为经典，从书中去寻找到一些圣哲的启示。八支也可以说是瑜伽修习的八个步骤，是通向瑜伽的途径，只有逐步递进，才能一步一步达到最终的目的。

1．制戒（Yama）

制戒指为改进外在行为所需遵守的行为规范、自制，包括：非暴力、诚实、不偷盗、节欲不贪婪。

2．内制（Niyama）

内制指为改善内心环境，每天实际应做到的行为规范，包括纯净、自足、自律、内省和向神的臣服。

3．体式（Asana）

体式指让人感觉舒适并能长久保持的身体姿势。体式可以给身体带来健康和轻盈，稳定的体式也可以给人带来内心和精神的宁静。

4．呼吸控制（Pranayama）

呼吸控制对呼吸的延长和控制，主要包括对吸气、呼气、吸气与呼气之间的停顿（内悬息）、呼气与吸气之间的停顿的控制（外悬息）。

5．制感（Pratyahara）

制感指通过控制感官，使练习者从对外关注转移到向内在专注的状态。

6．专注（Dharana）

专注指意识集中在一点，大脑不再波动，而是集中在一个事物上，是进入冥想的初始步骤。

7．冥想（Dhyana）

冥想指意识能长久地集中，并不会被外在的事物所干扰，此时对事物的理解和认

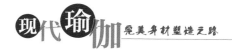

知会从表面逐渐深入到本质。

8. 三摩地（Samadhi）

三摩地是指在入定的阶段，不再有具体的冥想对象，而是意识进入到空灵的状态，身体和感官都处于一种休息的状态，心灵隐藏的力量被逐渐开启，体悟到生命的最高智慧。

"究竟什么是瑜伽？"它仅仅只是现代人用于减肥的一种运动吗？很多人会认为之所以练习瑜伽就是为了减肥，为了让体型看上去更加完美。因此我们对瑜伽产生了错误的认识。

我们今天究竟该如何对待瑜伽，如何学习，如何练习，怎样入门，至今还是知其然不知其所以然；故此，《瑜伽经》为我们开启了这道大门，让我们更加深入理解瑜伽，通晓人体的生理和心理，究竟怎样练习、如何教学等，都包含在这部经典里。

八支分法则的运用，既是生理的，也是心理的；将生理和心理有机地结合起来，相互容纳，消除对立。故此，八支分法的内容不仅仅是记载的内容，要明了它们的意义，这就叫作"了义"。了义是了解、领悟的意思，而不是单纯地看它记录的内容，它所折射出来的内容意义则更深远。

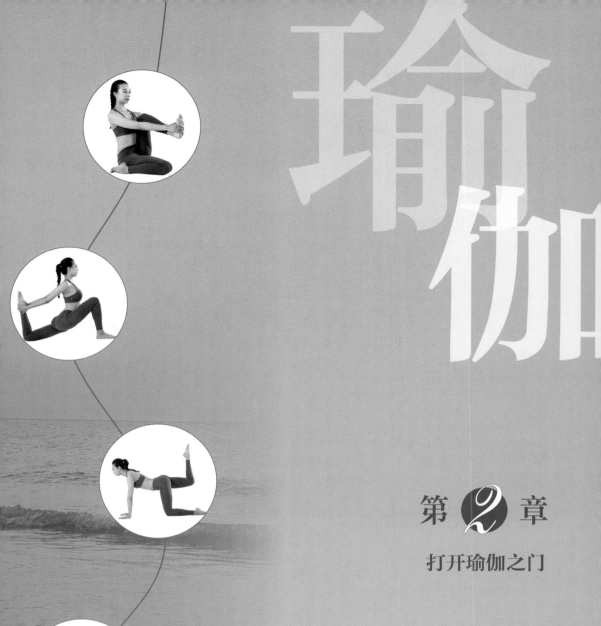

瑜伽

第 2 章

打开瑜伽之门

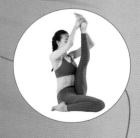

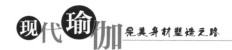

2.1 瑜伽的呼吸

　　呼吸，是指机体与外界环境之间气体交换的过程。人的呼吸过程包括三个互相联系的环节：外呼吸，包括肺通气和肺换气；气体在血液中的运输；内呼吸，指组织细胞与血液间的气体交换。

　　呼吸象征着人类的生命，人一出生就开始呼吸，当呼吸停止的时候也就预示着生命的终结，但是由于它是那么地自然、无意识，以至于人们根本不去关注它，只有当受到一些外在因素的影响变得呼吸急促或是呼吸困难的时候，人们才会发现它的重要性，才发现它是必不可少的。

　　或许当你还是孩童的时候，你并没有意识到或者你还不相信自己连呼吸都不会了呢。或许，你有很好的学习力，关注并懂自己的身体，也开始关心自己的呼吸。呼吸是人类与生俱来的本能，呼吸始终伴随着我们的生命，自然且无意识。人们常常说，会呼吸才会养生。科学的呼吸方法会让我们的身体机能得到很好的调节。有研究表示，瑜伽呼吸具有明显的养生功效。对于瑜伽而言，呼吸就是生命力的扩展，是这种能量自然流动的外在表现，是我们表达心中意见并将其转变为外部表现的媒介。

　　下面我们就谈一谈瑜伽呼吸，这个既熟悉又陌生的，与我们的身体、健康、疼痛息息相关的问题。

初级瑜伽呼吸

1. 瑜伽呼吸包括三部分

吸气（Purala）——吸入新鲜空气，使肺部、身体的每个细胞充满纯净的氧气。

呼气（Rechaka）—— 排出体内二氧化碳，清除肺中废气。

屏息（Kumbhaka）—— 是吸气和呼气间正常的停顿。

A. 吸气后屏息（内悬息）。

B. 呼气后屏息（外悬息）。

2．初级瑜伽呼吸方法

（1）腹式呼吸——吸气腹部隆起，呼气，腹部收缩。

（2）胸式呼吸——吸气胸腔扩张，呼气，胸骨内收。

（3）完全式呼吸法——由腹式呼吸＋胸式呼吸（胸上部、锁骨部）组成。

（4）清凉式呼吸法——在腹式或完全式呼吸的基础上进行。

（5）喉呼吸法——任何时候、任何姿势都可兼做喉呼吸。喉呼吸是修习瑜伽者的第二天性。

（6）蜜蜂调息法——呼气时发出蜜蜂的声音。

（7）右鼻道呼吸法（太阳调息）——以右鼻孔吸气，左鼻孔呼气。

（8）OM "噢姆" 发音——此发音是 "所有声音的起源"，潜流的声音无时无刻不在。

 高级瑜伽呼吸

高级瑜伽呼吸技巧：对身体各个器官有强大的排毒作用。

高级瑜伽呼吸方法包括以下几种。

- 清理经络调息——用右手控制鼻孔呼吸，把食指、中指弯曲内收（或按住额中央）。
- 风箱式调息——呼吸时肺部就像铁匠的风箱一样，急速、有节奏、有力度地连续吸气、呼气，但不猛烈，让腹部扩张和收缩。
- 圣光调息——像风箱一样做腹式呼吸。
- 收束法——有三种主要的收束法，应在屏息时进行。

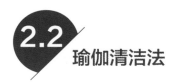
2.2 瑜伽清洁法

瑜伽清洁法是净化身、心的过程，帮助我们的身体排出毒素，进而净化神经系统。古时候，瑜伽修行者的清洁法有很多，有外在的身体各部位的清洁，也有内在

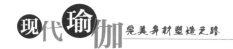

的各部位器官的清洁。外在的是各大感官接收器,比如眼、耳、鼻、舌、牙、生殖器;内在的是和外界打交道(与外界进行物质、信息交换)的组织和器官,比如大脑、上消化道、呼吸器官、鼻窦、腹腔、小肠、结肠、直肠等。

 ## 涅涕法

功效:鼻腔清洁法。

涅涕法,又叫净鼻术,鼻腔清洁术,是一项比较易学且有效的鼻腔清洁法。对于治疗和预防流行性感冒、减少空气污染区人们呼吸道疾病的患病率、治疗各种鼻炎和鼻窦炎、保护鼻腔黏膜有很好的作用。《哈他之光》中说:"涅涕法清洁额窦,保持良好的视力,迅速消除肩部以上区域(或喉部)的多种疾病。"所以,涅涕法不仅可以清洗鼻腔,也可以清洗喉咙及呼吸道。涅涕法有两种不同的做法,一种叫作绳涅涕,另一种叫作水涅涕。

 ## 特拉他卡法

功效:潜意识的清理,眼睛的洁净。

特拉他卡法,也叫一点凝视法(Trataka Kriya,特拉他卡法),是清洁和增强眼睛功能的一种方法。眼睛要关注一个小的东西或者在黑屋子里的灯的火焰,不眨眼,直到眼睛开始流泪时为止。一点凝视法可以提高集中注意力的能力和深入清除身体、精神和生命力能量之外的负面能量。所有的感觉中,眼睛是最强大的。当视觉干扰停止后,人们的心灵会很容易变成水波不惊的平静水面。所以这项练习是集中和冥想间的桥梁。进行这一练习还可以保养眼睛并改善视力,提高瞳孔的灵敏度和视觉的敏锐程度,还可以增强记忆力、意志力、注意力,自信和勇气也会得到提高,同时还可以帮助人们缓解焦虑和抑郁,缓解失眠和紧张。

卡帕尔巴悌法

功效：内气和鼻窦的清洁。

卡帕尔巴悌法又叫圣光调息法或者头颅洁净法，也是一种清洁法，清洁呼吸系统，特别是肺部。这一过程包括重复地用力吸气和呼气。肺的工作就像铁匠发出的吼叫声。身体保持在不同的位置以获得不同的效果。

商卡·普拉沙拉那法

功效：清理肠道。

商卡·普拉沙拉那法通常也被称为洁肠法或清肠术，商卡的意思是海螺，指海螺形的肠脏，而普拉沙拉那是彻底洗干净的意思。事实上，这不仅仅是一种洁肠的方法，它还能洁净从口腔到肛门及尿道的整条进食与排泄通道，是清理消化道练习中最安全和易于为人所接受的一种方法。患有胃溃疡和十二指肠溃疡以及肾功能不全的朋友应避免做该法练习，高血压患者在练习过程中不要使用盐水。

对于肥胖、便秘、胃胀气、消化不良的人，这是一个很好的练习方法，对泌尿系统和肾脏也是有益的，它可以有效地清洁进食和排泄通道，驱除腹脏内的有害气体、宿便，对缺水晦暗的肌肤起到很好的保养作用。

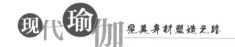

2.3 瑜伽收束法

收腹收束法

主要功效：

强健深层腹肌；按摩腹部器官；改善肾脏、脾脏、胰脏和肝脏的功能；促进消化，增进食欲；缓解便秘；消除疲倦；减轻焦虑，安定情绪。

功法：

用舒适的坐姿坐于垫子上，膝部紧贴地面，双手放于双膝上，闭上眼睛，全身放松。

彻底呼气，悬息，在悬息的同时，把腹部肌肉向内和向上收缩，尽量长久地保持这个姿势。慢慢放松腹部肌肉，然后，吸气。休息，直到你感到有力量再做这个练习时为止。重复做3～5次。

益处：

这个练习把横膈膜向胸腔提升，同时把腹部脏器推向脊柱方向。由于肠脏被反复抬高，并受挤压，因而产生了蠕动动作。这种动作又刺激了储存在肠道中的废物，使它们开始移动起来。因此，这种收缩腹部的练习方法对于预防便秘和不规则的肠运动很有效，可以使腹腔内所有的器官都受到按摩和刺激。

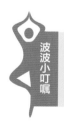
波波小叮嘱

孕妇、患有心脏病、胃溃疡或十二指肠溃疡的人不应该练习收腹收束法。在饱腹时，不要做这种收束法，最好是在胃肠都是空着时做它。

收颔收束法

主要功效：

收颔收束法用压迫胸内器官的方式，减慢心搏，放松心脏，按摩甲状腺和甲状旁腺，促进机体的活动。最主要的是，它有助于人消除愤怒、紧张和焦虑的情绪。

功法：

莲花坐姿，膝部紧贴地板，双手放在双膝上，全身放松，闭上眼睛。 提醒一点：也可以坐在一块小蒲团上，这样能使你的身体略向前倾，从而使两膝更稳固地紧贴地面。深吸一口气，蓄气不呼，头向前方弯，以鼻尖画弧，直至下巴紧紧抵着胸骨。两肩稍向前耸一点，伸直双臂，两手掌紧压两膝。保持这种姿势，直至不能舒适地闭息为止。恢复的动作要缓慢，慢慢仰起头部，直至头部完全伸直，才开始正常呼吸，这是一组完整的练习。

益处：

收颔收束法对于人的机体和心灵会产生更为广泛的影响，使心搏减缓，对甲状腺和甲状旁腺发挥按摩作用，从而改进其功能。整个身体都会因为甲状腺功效增强而获益。它有助于人消除愤怒和紧张、忧伤的情绪。

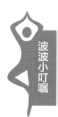

那些患有头颅内部压力（颅内压）症状和有心脏疾病的人只有经医生同意之后才可以进行这种练习，而且还应非常小心。还有，当头部抬起或放下而构成收束姿势时，最好不要呼吸。当头部伸直时才能呼吸。

 ## 会 阴 收 束 法

主要功效：

预防或减轻小便失禁；减轻便秘和痔疮；促进分娩后产道的恢复；预防和减轻生殖系统紊乱。

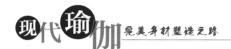

功法：

以舒服的姿势站、坐或躺着，合上双眼，放松，把意念集中在会阴部（男性生殖器和肛门之间、女性阴道口和肛门之间的区域），对这个区域的肌肉做细微的收缩，自然地呼吸。在舒适的范围内保持收缩，时间随意。

益处：

会阴收束法可以刺激盆腔神经，建立创造性活力，把性能量提升到高级中枢，同时，加强了肛门括约肌的肌肉力量，刺激肠道蠕动，加速肠道代谢功能。

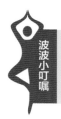

波波小叮嘱　　　这个练习应该在瑜伽姿势及呼吸后进行，建议初学者通过练习提肛契合法，间接刺激会阴肌肉，逐步使会阴部肌肉增强，更好地学会控制，才能获得会阴收束法的功效。

2.4 瑜伽与宇宙连接

在瑜伽世界里，对于宇宙的初始有这么一个说法：在亘古以前，星球中有一些微微的、嗡嗡的声响，这些声响来自物体能量频率发出的音波，后来这些音律像滚雪球一样，越累积越大，能量也越强，于是包括生物在内的很多事物就诞生了。

也许您不相信这个说法，不过，以现代科学的眼光来看，每一件事物的确都会发出各种不同的声波，只是大部分不被人类的耳朵接收而已。而这些声波用很多科学仪器收集、压缩、整理后，发现居然来自一个很简单又很原始的声音。是的，那就是OM（有人写成AUM）。

这个OM不仅是一个简单的音律，在瑜伽世界里，它不但被符号化，更是代表整个瑜伽世界的符号。这就好比我们一想到太极，就会想到那个黑白两色，黑中有白，白中有黑的圆图一样。

我们除从这个声音延伸出一个符号，并给它一个至高无上的意义外，更有很多瑜伽行者认为，OM是所有唱诵中最有力量，也最能抚慰人心的一个符号。因此，在我们心烦意乱，或者静坐无法静心时，多在心中或口中吟OM，唱这个OM字，就能让烦躁远离，帮我们进入静坐的境界。

平时吟唱OM不仅能引领我们进入更高的灵魂层次，科学家研究还发现，包括吟唱OM在内的所有Mantra（唱诵），都有让呼吸放慢，紧接着心跳平稳且缓和的作用。因此吟唱它被认为对身体与心灵都很有益处。

这三个音若是对照我们的心理状态，各自代表不同的阶段：A是指有意识的阶段，我们仍与外界联结着；U是指人们进入睡梦阶段，在此时我们与自己内在世界的梦、思想和记忆等联结；而M则代表无梦的阶段，也代表进入另一个更高的层次中，抚平心绪。

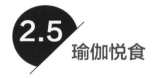

2.5 瑜伽悦食

瑜伽提倡人们过健康、纯净的生活。饮食是生活中非常重要的一部分。

瑜伽理论认为，人的生活习惯会直接影响人的饮食习惯，而饮食习惯的改变也会影响人的生活方式，最终人的肉体和精神状态也会受到影响。

人们需要一个健康的身体和心态，这样我们的灵魂便会寄居在一个健康的身体中，瑜伽的最终目的就是要使我们的身体和灵魂一样都很健康，从而快乐地活着。

瑜伽学把食物分为三类：Satvik、Tamasik、Rajasik，我们通常称之为悦性食物、惰性食物和变性食物。

悦性食物（Satvik）：主要是指易消化、新鲜、干净或只经过简单加工的食物。它包括所有新鲜、干净的水果和蔬菜、新鲜色拉、牛奶、凝乳、鲜黄油、干果、蜂蜜、稻米、豆类食品等，能让我们的身体保持在健康的状态，增强力量、活力，加强身体对疾病的防御能力，同时这类食物也会让我们身心纯净、性情平和。

惰性食物（Tamasik）：主要的特征是不干净、不新鲜、发臭、腐败、干缩、刺激性强的食物、烟、酒、咖啡，所有烤炸煎食物、所有高脂高热量食品等。这一类食物会破坏我们身体和精神的平衡，破坏血液的酸碱度，经常食用容易发胖，会让人性情忧郁，脾气暴躁。

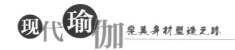

变性食物（Rajasic）：是指所有经过精加工，或用各种刺激性强的调味品烹制的食品。此外，还指悦性食物的浓缩品，如融化的黄油、糖、甜食等。

所以，在我们每天的饮食中，我们应尽量选择悦性食物，避免摄入过多的惰性食物和变性食物。正确的饮食习惯可以让我们的身、心处于良好的状态，错误的饮食习惯会引起身心的失调，所以我们应充分认识我们所食食物的特性。

在饮食上瑜伽倡导：素食。我个人认为要健康地吃素。

如果你担心素食不能提供人体充足的养分，或者觉得单纯地吃青菜、水果索然无味，也可以根据自己的身体状况进行调整，采用渐进式素食方式，或者改变每餐荤素搭配的比例。

素食虽清淡，但可让人思维敏捷。谷类中的麸酸和维生素B，能使人减轻焦虑，从而拥有健康的身体，达到更加长寿的目的。从另一个角度看，瑜伽认为人人都应尊重生命。此外，食素可以减少动物因为食用被屠宰。

瑜伽提供给人们一种生活理念，这种理念无时无刻不在显示它的"均衡"观念。饮食均衡是身体、生活的需要，同样也是精神和心理的需要。不管你有没有练习瑜伽，都应该保持均衡的饮食习惯，均衡地摄入人体真正需要的营养成分。

瑜伽认为人吃东西就是从食物中获取"生命之气"，而自然的绿色食品本身已从大自然中获取了阳光、空气、水分中的生命之气，所以瑜伽食物首选自然的绿色食物。我们可以从各种渠道、各类蔬菜、水果、豆类、干果和谷物类中摄取到足够的营养成分。

瑜伽饮食还主张吃全食物，即吃全食物的根、茎、叶，这样可以在食物中获取最多的养分。即使你是荤食者，在瑜伽理论中也应尽可能同样遵循全食的规律，例如：如果你吃鱼，你可以选择吃整条小鱼等。

瑜伽认为禁食是一种修复身心的方式。当人或动物在受到伤害或身体出现病痛时，往往会没有胃口，这种自然反应使身体有足够的时间和精力用来休整身体和精神。

以洁净身心为目的的瑜伽练习，也借鉴了禁食这一方法。这并不是生活中随随便便的"不吃不喝"，它是瑜伽练习中的一种有助于身心调节的断食方式。在禁食期间，人体内脏有了充足的"休息"时间，也是清理身体毒素的过程，这样人的感官（知觉、视觉、听觉、味觉）都会变得更加敏感。但禁食一定要得当，不应盲目进行，最好在专业老师的指导下进行。

2.6 保持年轻的艺术

　　追求年轻的状态、轻松的活力，是每个人一直都想拥有的美好梦想。瑜伽作为一种非常古老的能量知识修炼方法，并非只是一套流行的或时髦的健身运动这么简单。现代人吸取其有益精华，发现瑜伽的好处不胜枚举。

　　瑜伽能加速新陈代谢，去除体内废物，修复形体，从内及外调理养颜，瑜伽能带给你优雅气质、轻盈体态，提高人内外在的气质。瑜伽能增强身体力量和肌体弹性，身体四肢均衡发展，使你变得越来越开朗、有活力、身心愉悦。瑜伽能预防和治疗各种与身心相关的疾病，对背痛、肩痛、颈痛、头痛、关节痛、失眠、消化系统紊乱、痛经、脱发等都有显著疗效。瑜伽能调节身心系统，改善血液环境，促进内分泌平衡，使人内在充满能量。

安抚情绪，可以驯悍

　　1997年，在美国旧金山监狱，对暴力上瘾者利用瑜伽和戏剧治疗，以帮助他们冷静下来，在自我探索中逐渐找到自己具有攻击性的原因。在练习呼吸法中学会放松，从而可以在一呼一吸间找到宁静。

变身美丽，更加专一

　　瑜伽练习过程中最重要的是放松、平衡，从而获得宁静。每次练习的时候，始终微笑，关注身体，让身体、心灵在一呼一吸中得到净化。瑜伽练习是身体在做动作，不是脸在做动作，松了眉头，心脏就舒展了，身体就放松了，经常微笑的人自然流露出美丽。

增进健康，延年益寿

　　有朋友说体验瑜伽后，感觉瑜伽就是和自己的身体过不去，都是一些看似简

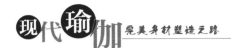

单，实际很难的动作。的确，因为我们平时太缺乏锻炼，动动胳膊动动腿都会感觉累、不舒服，我们平日里过多地使用身体，繁重的工作、通宵的熬夜，都会对身体过多地消耗，而轻视保养。

经过瑜伽练习后，你会发现痛过之后，感受到轻松、舒展、畅快、欣然。练习瑜伽，不仅运动肌肉，还可以刺激人体的各个腺体的代谢和循环，在呼吸中学会和身体交流，自然也就可以延年益寿。

 挺直脊椎，增加自信

在瑜伽练习过程中，强调腰背脊椎挺直，让身体更好地延展向上，从而让我们变得更加挺拔，也就更加自信。不管你是什么年龄、什么职业，只要你坚持，哪怕每天只练习一个动作，带着愉悦的心情去做，你一定会发现自己的变化。

瑜伽能让你突破躯体的限制，更好地回归角色，并坦然迎接生活中的一切挑战。它会让你更有自信、更热诚、更乐观，让我们每天的生活也变得更有创意，永葆年轻的心态。

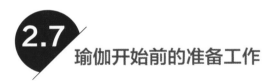

在瑜伽练习开始前，你是否已经做好了瑜伽练习的准备工作呢？又或者你并不清楚需要做些什么样的准备，接下来的段落中，会一一告诉你。按照步骤做好充分的准备，来迎接你的瑜伽练习吧。

 准备服装

练习瑜伽前，我们需要为自己准备一身舒适、柔软、透气性好、方便运动的服装，抑或为自己准备一套专业的瑜伽服，更有利于身体的伸展和放松。

市面上形形色色的瑜伽服有很多。其实瑜伽服的选购除了品牌和设计外，还要选择一些适合自己的瑜伽服。下面给大家提供几点挑选瑜伽服的建议。

1. 面料一定要透气

我们在练习瑜伽的时候，身体会大量地排汗。如果瑜伽服面料不透气，不吸汗，身体就像包裹在一个蒸笼里，对身体是极为不好的。

2. 设计一定要贴身

不能选择松松垮垮的衣服，在进行倒置体式练习的时候，衣服很容易滑落，露出内衣和内饰，很不雅观。而且容易掩盖你的体式动作，不易观察到自己的体式是否正确，肌肉、骨骼是否稳定。

3. 注意保暖

款式选择繁多，但必须注意休息期间的保暖，建议选择短袖长裤，既能满足你的散热需求，又不易在练习间隙休息时，因穿得太少，导致感冒。

准备瑜伽垫

练习瑜伽，除了瑜伽服之外，瑜伽垫更是必不可少的。因为在瑜伽的各种动作中，有很多动作需要跪坐或者仰卧、俯卧，还有一些站式的动作，如果没有一块合适的瑜伽垫，很容易受伤打滑，使身体部位出现损伤及不适。

有过购买经验的人都知道，市场上的瑜伽垫，除了品牌差别之外，还有材质、厚度、长度等不同规格之分，令人眼花缭乱，无从下手。主流市场的瑜伽垫材质分为PVC、TPE、亚麻、天然橡胶等，防滑耐用效果最好的为天然橡胶垫，当然价格也是比较贵的。

厚度上，并不是越厚越好，因为过厚过软的瑜伽垫不利于掌握体式的平衡。推荐初学者使用6~8mm厚度的垫子，以避免练习过程中受到损伤。练习一段时间，掌握要领后，可以使用4~5mm厚度的垫子，而资深练习者可以使用2~3mm的垫子，既便携，又可以更好地感知地面，保持动作的稳定性。

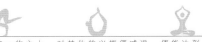

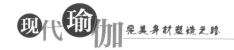

 ## 准备毛巾和水

在瑜伽练习的过程中身体会因体式的伸展、扭转而大量排汗，因此可以在手边准备一条柔软、吸汗的小毛巾，以便随时擦汗，避免汗水进入眼睛造成眼部的不适，也防止因排汗较多导致的湿滑。练习瑜伽前可以先喝一杯温开水，补充练习过程中消耗的水分，练习瑜伽后也可以喝一杯温开水，要小口分多次饮入，不要喝冰水，以免给心脏造成较大负担。

 ## 美妙的轻音乐

听一首轻音乐，可以摆脱繁杂的思绪，晚上临睡前听听轻音乐，可以使你紧张了一天的神经得到松弛和调理，那么，练习瑜伽时，一首好听的轻音乐可以让你更好地将身体放松下来，进入瑜伽的状态，更好地感知身体的变化，沉浸在瑜伽的世界中。

 ## 适合的场地与时间

练习瑜伽场地的选择，不需要大而奢的专业场地，但必须洁净安静，任何地方都可以作为你开始瑜伽练习的场地：客厅、卧室、办公室、公园草地……只要能够摆放一张瑜伽垫的空间，就可以开始瑜伽的练习。置身于一个安静而不被打扰的环境中，才能更好地集中注意力，感知在瑜伽过程中身心的平和。

什么时候练瑜伽最合适？这种选择是让无数瑜伽爱好者最纠结的问题。练习时间的建议：早晨太阳出来之前，中午烈日当头时，傍晚日落之后。不同时间要练习不同的内容，例如早晨多练习体位法，中午、晚上多练习冥想等。练习时，身体保持正常和安静状态，如身体不适或是生病尽量不要练习，绝不可超出身体的能力范围。当然，这些只是作为建议，也可以根据自身情况弹性地调整练习时间，初学者可以从几分钟或是几十分钟开始，随着练习的逐步深入，适当地增加练习时间和次数。但这并不是说练习时间越长越好，而是要听凭身体的感受，由身体的反应来确定练习的时间。

每天争取可以在同一时段进行练习，地点没有严格的限制，但要选择通风较好、空气新鲜且安静的地方，相信只要坚持练习，很快就可以感受到身体的变化，总之，最好的瑜伽练习时间是能让你持续坚持下去的时间！

一颗宁静的心

瑜伽需要你静下心来，保持舒缓的心态，放下目的性，切勿操之过急。瑜伽不像剧烈运动那样需要多么激情澎湃，也不像竞技运动，非要争个高低胜负，所以在整个瑜伽的练习过程中，我们更需要保持一颗宁静的心，莫攀比，而是在练习过程中用心与身体做交流，感知内在的感受与自身身体的变化。

2.8 瑜伽垫上的礼仪

古人讲"礼者敬人也"，礼仪是一种待人接物的行为规范，也是交往的艺术。它是人们在社会交往中由于受历史传统、风俗习惯、宗教信仰、时代潮流等因素影响而形成的，既为人们所认同，又为人们所遵守，是以建立和谐关系为目的的各种符合交往要求的行为准则和规范的总称。礼仪不仅仅存在于晚宴及社交会议上，当我们进入到瑜伽课堂中，也同样要遵循瑜伽垫上的礼仪。

不要迟到

迟到是对老师和同学的不尊重，同时你也丧失了收获100%课程的机会。为了使自己更好地融入课堂，享受练习的过程，请提前15分钟走进教室，换好练习的服装，让自己安静下来，等待课程的开始。只有如此，才能全身心地投入到课程当中。如果你真的因为某些事情耽误了，那请在唱诵结束后再悄悄地进来。

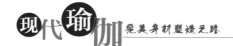

 嘘

练习过程中要"止语"，当然你的手机也要悄悄地静下来，调至静音模式，或者可以跟它短暂地告别，静音后把它锁在柜子里，不要让它再剥夺我们为数不多的瑜伽时光。练习过程中我们需要闭上嘴巴，安静地用鼻腔呼吸，不要喘粗气，除非老师有特定的呼吸要求。全程不要窃窃私语，这样会给其他练习者造成影响，要学会照顾他人的感受。

 ## 老师是大家的

如遇特殊时期或是身体有不适，请在课前和老师沟通，如果是在练习过程中出现不适，先让身体停止下来，课后再与老师沟通所遇到的问题，而不是在课上中断老师的课程，或者要求老师只为你进行辅导。要知道老师是大家的，老师也会尽可能地帮助每一位学员。

 ## 独自来上课

繁忙的工作，需要照顾的宝宝，还要坚持练习瑜伽，三者兼顾确实很难。瑜伽场馆不适合宝宝玩耍，除非有特设的儿童区。如果孩子对瑜伽感兴趣，可以试着让他接受正规的瑜伽课程，从简至难，循序渐进。如果期待孩子能坐在垫子上消遣时间，这对他们来说是非常困难的，当孩子开始烦躁的时候也会给他人造成不便，影响练习的专注度。

 ## 打造无味的空间

在瑜伽的练习过程中难免会大汗淋漓，因此要准备好替换衣物，避免穿湿衣服走出教室受凉受寒。被汗浸湿的衣服要勤加换洗，尤其是在夏天，否则很容易产生异味。清洗时也不要用香味过于浓烈的清洗剂洗涤衣服，练习前也不要喷香水，很多人对化学物质过敏。试想当我们在练习呼吸法时，吸进去的都是香水味，会大大影响整个练习的舒畅感受。

 ## 脚下留情

　　走进教室之前，首先要对自己的脚进行清洁，如果有异味请适当清理。赤脚进入教室后，要注意绕着垫子走，或者从边缘的位置跨过去，不要直接踩到他人的垫子上，留下你的足迹。倘若有人走上了你的垫子，并在你婴儿式放松、额头触碰的地方留下了印迹或是味道，你会产生怎样的心情呢？由己推人，大家要学会换位思考。

 ## 切莫攀比

　　专注于当下，沉浸于自己的方寸之垫。作为练习者，应随时遵循瑜伽练习的自然规律，循序渐进，不和他人相比。许多人在练习初期总是认为练习瑜伽需要很好的柔韧性，看到身边其他练习者或者教练能做比自己更伸展或者更高难度的动作，就会急功近利想做到那样，这样往往会因为着急而伤害自己的关节和肌肉，练习效果也会适得其反。

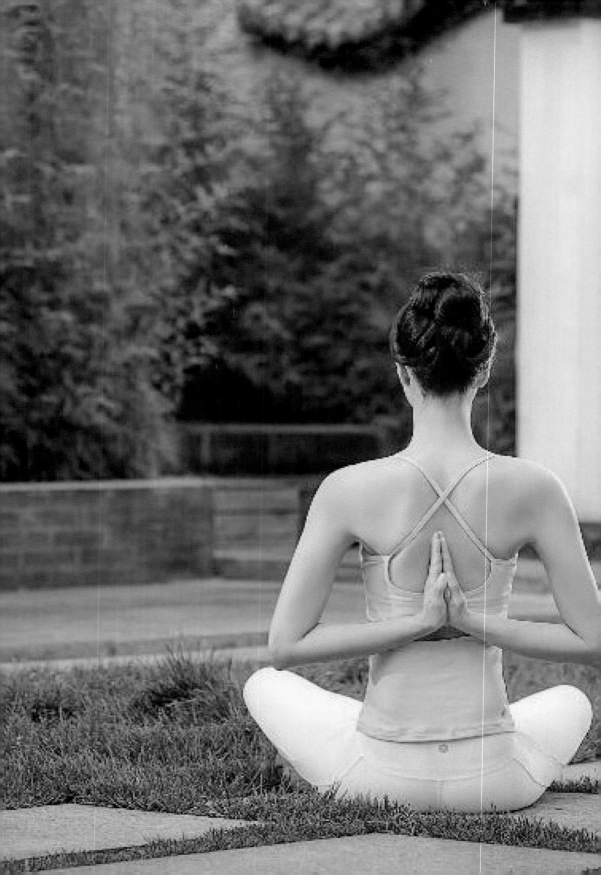

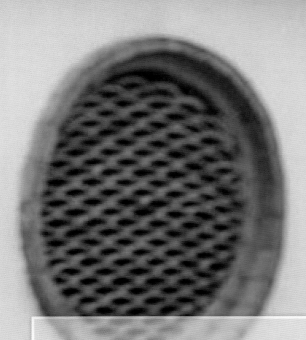

享"瘦"瑜伽　遇见"瑜"美人

第
3
章

在人类的进化过程中，脂肪扮演了非常重要的角色，在恶劣的环境下脂肪可以为人体供给热能，提供必需的脂肪酸，使人类得以生存下来。而现如今，生活环境越来越好，我们对脂肪的态度却发生了变化，认为身体有过多的脂肪是"不美丽的"，甚至是"不被允许的"。我们现在更多关注的是体重管理，当下最流行的一句话"管住嘴，迈开腿"，我们除了要关注饮食方面外，也要关注运动方面。而我们如何理顺自己和运动的关系，是我们在本书中需要研究和探讨的问题。而瑜伽则是教会我们如何与自己的身体搞好关系，学会如何热爱自己的身体，掌握坚持的技巧，完全接纳自己的身体。

开始瑜伽的第一步非常简单——站到垫子上。

只需一步而已，一步踏到垫子上，不需要付出多大的代价，无须过人的勇气，只要站上来、行动起来就好。

学着享受瑜伽的过程，用瑜伽去拥抱自己，塑造最美的自己。

3.1 开始呼吸：瑜伽由此开始

瑜伽行者认为：呼吸是将身体与精神联系起来的纽带。呼吸的方式与人的感情和心态有着本质的联系，平稳而有控制的呼吸能增强人的力量和活力，有意识的呼吸控制可以平复抑制情绪的波动，找到强大、平静的内在自我，因此，在所有瑜伽经典理论中，都认定"呼吸是瑜伽实践的源头"。

只要你会呼吸，就可以进行瑜伽的习练，让我们一起打开垫子坐下来，进行呼吸的练习。

腹式呼吸

功效：腹式呼吸可以帮助我们增大肺活量，改善心肺功能，最大限度地扩张胸廓，使肺泡得以伸缩，让更多的氧气进入肺部。还可以改善腹部脏器的功能，增强气血循环，消除紧张不安的情绪。

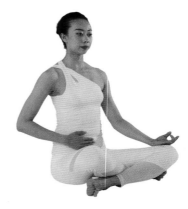

功法：

❶ 舒适的坐姿盘坐于垫子上，保持腰背脊柱直立，微闭双眼，眉心舒展，让身体完全放松，意识下沉，将右手放于下腹部上，感受呼吸给腹部带来的变化。

❷ 用鼻腔慢慢地吸气，放松腹部，感觉空气被吸向腹部，腹部向上微微隆起，呼气时，腹部贴向脊柱的方向，排除体内的废气、浊气、二氧化碳。

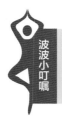

波波小叮嘱

练习腹式呼吸时，要把腹部想象成一个气球，吸气时就像把气球吹起来一样，让腹部慢慢隆起，呼气时，就像给气球放气一样，腹部回收贴向脊柱的方向。

胸式呼吸

功效：胸式呼吸可以尽快使空气进入肺部，满足身体的氧气需求，可以提高交感神经系统的运动，调节放松精神。

功法：

❶ 用舒适的坐姿盘坐于垫面上，双手放于肋腔两侧，腰背立直。

❷ 鼻腔吸气，感受肋腔向两侧打开，横向扩张，同时纵向延展，再慢慢吐气，肋骨向内收缩，排除体内的浊气。

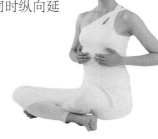

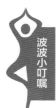

波波小叮嘱   我们在日常的生活中，呼吸都是胸式呼吸，只是比较短浅，经常练习这样的胸式呼吸，可以帮助我们排除体内更多的废气，吸收大量的氧气。

完全式呼吸

功效：完全式呼吸法不仅可为人体提供大量的氧气，促进血液的带氧量，同时，可以强健人体的肺部组织，增强呼吸系统的免疫功能，激发人体活力。

功法：

❶ 用舒适的坐姿盘坐于垫子上，腰背脊柱保持直立，微闭双眼，让身体和意识完全放松下来。

❷ 先把腹腔内的气息全部排空，腹部凹陷，再收缩肋骨，将肋腔中的空气也排空。

❸ 再慢慢地吸气，先将肋骨放松，让气息缓慢地充盈整个胸腔，再缓缓地放松腹部，腹部微微隆起，去感受全身气息的流淌。

波波小叮嘱   完全式呼吸法同一般呼吸法的区别在于先呼后吸，先让肺部排空，其精髓在于横隔膜的启动，呼气时一定要专心，呼吸均匀、缓慢地向小腹部施压，腹部回收靠向脊柱的方向，这样才能最大限度地对内脏进行按摩，促进内脏的血液循环。

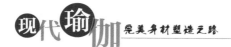

3.2 塑形前奏：唤起觉知

人们会发现，当自己长时间保持一个动作时，身体就会出现发麻的现象，甚至难以动弹，这就说明我们的身体机能出现了一些小小的问题，血液循环速度太慢，以至于产生麻胀的现象，这就需要我们引起重视了。瑜伽作为当下最风靡全球的一种有氧运动，虽然它具有低伤害率和柔和的运动形式，但随着大家的盲目跟风、思想模糊、错误的动作模仿，导致肌肉、关节的伸展方向不对，从而给身体造成了诸多损伤。

这就需要在我们进入瑜伽的习练之前，先要让身体热起来，使我们的关节，以及沉睡的肌肉进入状态，以便在习练中更好地为身体服务，唤起知觉，避免伤痛，让身体充满积极能量。

 头部热身

功效：避免热身不充分而导致的头部损伤。

功法：

❶ 用舒适的坐姿坐于垫子上，保持背部直立。吸气时，保持脊柱的延展，呼气时，低头向下，拉伸颈部后侧，下颌寻找锁骨。

❷ 吸气时头部还原，呼气时，仰头向后，感受颈部前侧的伸展。配合呼吸完成5~8组练习。

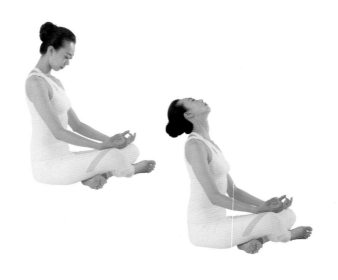

❸ 头部保持中正，随着呼气头部转向右侧，视线看向右方固定的某一点。左右交替进行5～8组练习。

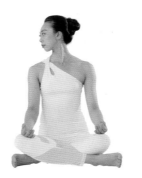
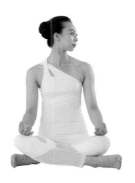

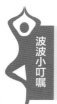

波波小叮嘱

无论是坐姿还是站姿，进行练习时，都要保持骨盆的稳定和脊柱的直立。

颈部热身

功效：使颈部更加灵活，避免损伤，缓解颈部不适。

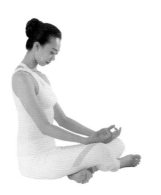
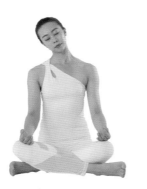

功法：

❶ 低头向下，转动脖颈向右，右耳贴向右肩，再转动向后，之后轻轻地转动向左，左耳贴向左肩。

❷ 颈部按 "前—右—后—左" 顺时针转动5圈，再反方向逆时针转动5圈。

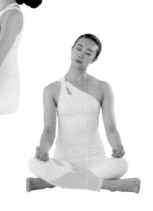

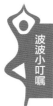

波波小叮嘱

全程要保持脊柱的直立，不耸肩，配合顺畅的呼吸，让颈部慢慢地转动画圈。

YOGA·通过瑜伽的锻炼，那些杂染便会被知识之光去除，生出明辨的智慧。

肩部热身

功效：活动肩关节，使肩部更加灵活，更好地完成瑜伽习练。

功法：

❶ 山式站姿站立于垫上，双脚分开与肩同宽。

❷ 双臂上举，手指指向天花板，由前向后环绕转动8～10圈。

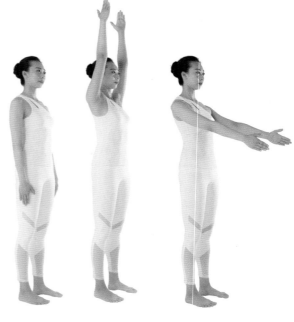

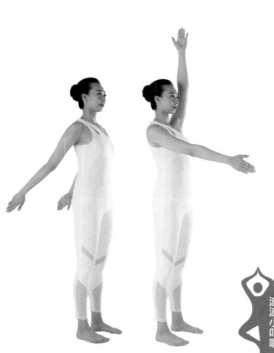

❸ 双臂反方向再由后向前绕动8～10圈。

❹ 双臂逆向转动，右臂向前、左臂向后同时绕动，再右臂向后、左臂向前同时绕动。

波波小叮嘱

保持骨盆的稳定，切记不要带动身体前后晃动，以免造成腰部压力。

脊柱热身

功效：灵活脊柱，适度地打开胸腔。

功法：

❶ 坐在垫子上，手臂上举，十指交扣，将掌心推至天花板，吸气时，脊柱延展。

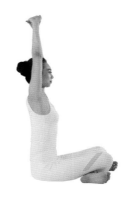

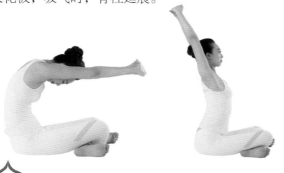

❷ 呼气，手臂向下置于体前，掌根向前推，同时胸椎段向后拢起，脊柱成"C"字形。

❸ 伴随着吸气，手臂由体前向上到头顶上方，同时胸椎段向前推，脊柱成反"C"字形，配合呼吸，完成8组练习。

波波小叮嘱

让脊柱充分热身，加强脊柱的灵活度，才能让我们更好地进入后面的习练。

髋部热身

功效：放松髋部，促进髋部的血液循环。

功法：双脚脚掌心相对坐于垫上，双手十指交扣放在脚趾的下方，保持脊柱直立，上下弹动双腿。

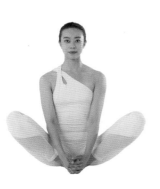

波波小叮嘱

虽然我们是在做髋部的热身，但是也要注意脊柱的延展，不要驼背。

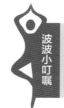

YOGA·通过瑜伽的锻炼，那些杂染便会被知识之光去除，生出明辨的智慧。

膝部热身

功效：缓解膝关节僵硬，减少膝关节损伤。

功法：

❶ 直角坐姿坐于垫上，双腿伸直，脚趾回勾。

❷ 屈右膝向上，双手十指交扣放于膝窝下方。

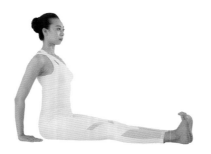
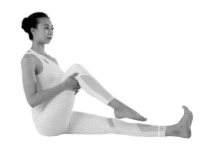

❸ 以膝关节为原点，脚背带动小腿顺时针转动5圈，再逆时针转动5圈。左右腿交替练习。

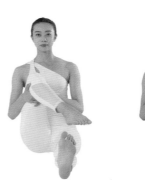
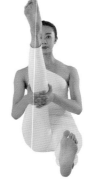

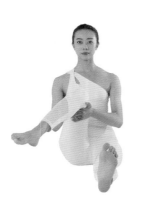
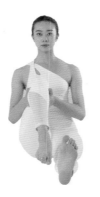

波波小叮嘱

要以膝关节为原点转动画圈，大腿不要跟随膝关节一起转动，两侧臀部压实地面。

脚踝热身

功效： 灵活、强健脚踝，避免踝关节损伤。

功法：

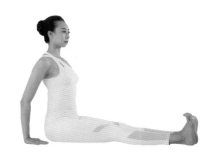

❶ 直角坐姿坐于垫上，双腿伸直，脚趾回勾，保持后背脊柱直立。

❷ 双脚绷直脚尖向下靠近地面，再回勾脚趾向上，脚趾指向天花板，脚跟发力向远蹬完成8～10组练习。

❸ 双脚顺时针转动5圈，再逆时针转动5圈。

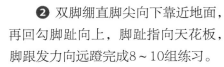

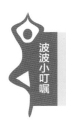

波波小叮嘱

不要光是转动脚趾，要让脚踝得到充分的活动。

脚趾热身

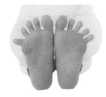

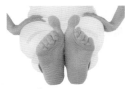

功效： 灵活趾关节，从而刺激激活小腿肌肉。

功法：

❶ 直角坐姿坐于垫上，将双腿伸直，脚趾回勾向上。

❷ 将十根脚趾朝向十个方向大大地分开，成 "布" 状。

❸ 将十根脚趾蜷缩在一起，成 "石头" 状。

❹ 将大脚趾向上翘起，其余脚趾向下，成 "剪刀" 状。

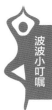

波波小叮嘱

就像我们用手指来完成 "石头、剪刀、布" 的游戏一样，要让我们的脚趾和手指一样灵活哦！

YOGA·通过瑜伽的锻炼，那些杂染便会被知识之光去除，生出明辨的智慧。

拜日式 A

功效：可以启动身体热能，使韧带延展得更好，防止拉伤；提高关节的润滑度，保护关节；让身体更好地进入瑜伽状态。

功法：

❶ 祈祷式：山式站姿站于垫子前端，双脚双腿并拢，腿部肌肉微收、收紧腹部、双肩下沉，双手掌心合十于胸前，视线看向前方。

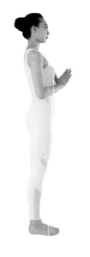

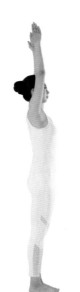

❷ 手臂上举式：吸气，双臂经体侧打开向上，大臂贴耳，掌心相对，双肩下沉、腹部微收，骨盆保持稳定。

❸ 前屈式：呼气，双臂带动身体从腹股沟处折叠向下，双手置于双肩下方，吸气，脊柱充分延展，背部伸直，双腿垂直于地面，呼气，身体弯折向下，腹部贴于大腿，额头找寻小腿。

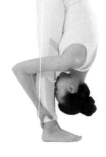

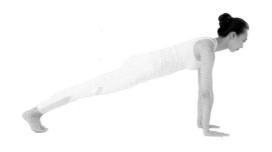

❹ 斜板式：吸气，调整双手来到双脚两侧，屈双膝。 呼气，双脚依次向后撤一大步，形成斜板式，收腹收臀，身体保持一条斜线。

❺ 四肢支撑式：前脚掌踩地，后脚跟提起，腹部核心用力，双手位于双肩正下方。抬头，视线看向前方，双脚用力向后蹬，使整个身体成为一条直线。呼气，屈双肘，大臂夹着身体有控制地落于垫面。

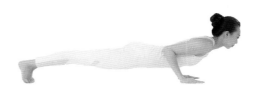

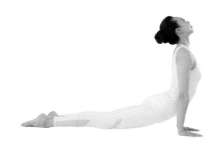

❻ 上犬式：调整双手来到肋骨两侧。吸气，手臂推直，缓慢地推起上半身，双肩下沉，胸腔打开，呼气，大小腿离开地面，脚背压实垫面。

❼ 下犬式：吸气，屈双肘，将身体缓慢地落于垫面上。呼气，回勾双脚脚趾，尾骨上提、臀部后移，手臂伸直，形成下犬式，脚跟向下压实地面，视线看向脚趾或肚脐的方向，感受手臂、背部、双腿的伸展。

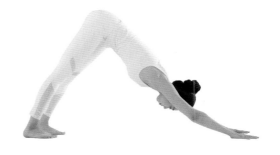

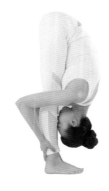

❽ 前屈式：吸气，屈双膝，双脚依次向前迈一大步，置于双手之间，延展脊柱，视线看向前方。呼气，将身体顺势折叠向下，腹部、胸部、额头依次寻找双腿，感受腿部后侧肌肉的拉伸。

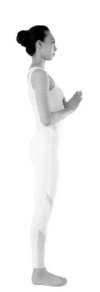

❾ 手臂上举式：随着再一次吸气，双手手臂上举，带动身体还原站姿，双肩下沉，保持腹部核心收紧。

❿ 祈祷式：呼气，将双手缓慢落下，放于胸前合十。

拜日式 B

功效：拜日式能够稳定身心、柔软全身、促进周身血液循环、调整体质。练习拜日式时最好选择清晨，面对着太阳，感受晨曦之光，呼吸着清新的空气，感觉全身血脉通畅，无比舒适。

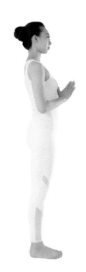

功法：

❶ 祈祷式：山式站姿站于垫子前端，双脚双腿并拢，腿部肌肉微收、收紧腹部、双肩下沉，双手掌心合十于胸前，视线看向前方。

❷ 幻椅式：吸气，手臂上举，指尖朝向天花板，呼气屈膝，臀部后移，膝盖不超过脚尖，大腿与地面尽量保持平行，卷尾骨向内，不塌腰。

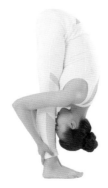

❸ 前屈式：吸气，起身向上，呼气，双臂带动身体从腹股沟处折叠向下，双手置于双肩下方，吸气，脊柱充分延展，背部伸直，双腿垂直于地面，呼气，身体弯折向下，腹部贴于大腿，额头靠向小腿。

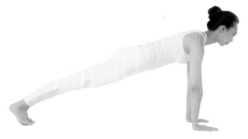

❹ 斜板式：吸气，调整双手来到双脚两侧，屈双膝。呼气，双脚依次向后撤一大步，形成斜板式，收腹收臀，身体保持一条斜线。

❺ 四肢支撑式：前脚掌踩地，后脚跟提起，腹部核心用力，双手位于双肩正下方。抬头，视线看向前方，双脚用力向后蹬，使整个身体成为一条斜直线。呼气，屈双肘，大臂夹着身体有控制地落于垫面。

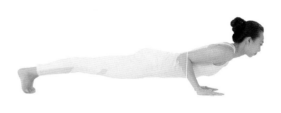

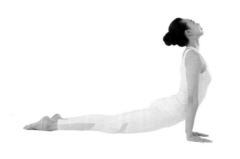

❻ 上犬式：调整双手置于胸腔两侧。吸气，手臂推直，缓慢地卷起上半身，双肩下沉，胸腔打开，呼气，大小腿离开地面，脚背压实垫面。

❼ 下犬式：吸气屈双肘，将身体缓慢地落于垫面。呼气，回勾双脚脚趾，尾骨上提、臀部后移，手臂伸直，形成下犬式，脚跟向下压实地面，视线看向脚趾或肚脐的方向，感受手臂、背部、双腿的伸展。

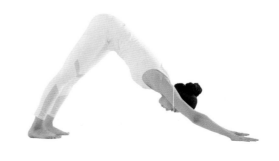

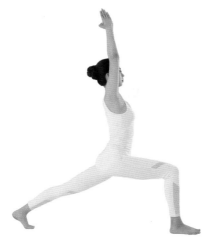

❽ 战士一式：吸气，右腿向前迈一大步置于双手之间，大小腿成90°角，膝盖不超过脚趾，小腿垂直于地面。手臂向上高举过头顶，保持身体的平衡稳定，保持2组呼吸。

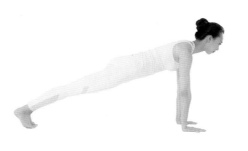

❾ 斜板式：呼气，将双手置于右脚两侧，右腿向后撤一大步，与左脚并拢，形成斜板式，身体保持一条斜线。

❿ 四肢支撑式：呼气，屈双肘，大臂夹着身体有控制地向下。

⓫ 上犬式：双手置于肋骨两侧。吸气，手臂推直，缓慢地卷起上半身，双肩下沉，胸腔打开，呼气，大小腿离开地面，脚背压实垫面。

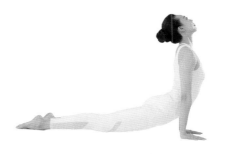

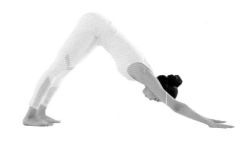

⑫ 下犬式：吸气屈双肘，使身体落于垫面。呼气，回勾双脚脚趾，尾骨上提、臀部后移，形成下犬式，脚跟向下压实地面，视线看向脚趾或肚脐的方向。

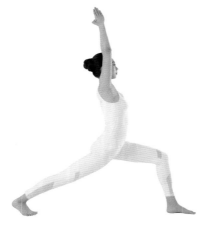

⑬ 战士一式：吸气，左腿向前迈一大步置于双手之间，大小腿成90°角，膝盖不超过脚趾，小腿垂直于地面。手臂向上高举过头顶，保持身体的平衡稳定，保持2组呼吸。

⑭ 斜板式：呼气，将双手置于左脚两侧，左腿向后撤一大步，与右脚并拢，形成斜板式，身体保持一条斜线。

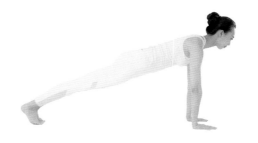

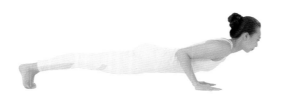

⑮ 四肢支撑式：呼气，屈双肘，大臂夹着身体有控制地向下，落于垫面。

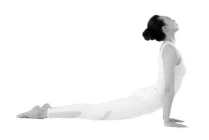

⑯ 上犬式：双手置于胸腔两侧。吸气，手臂推直，身体向后弯曲，双肩下沉，视线看前方，呼气，大小腿离开地面，脚背压实垫面。

⑰ 下犬式：吸气屈双肘，使身体缓慢地落于垫面。呼气，回勾双脚脚趾，尾骨上提，形成下犬式，脚跟压实垫面，膝窝后侧伸直，保持深长的呼吸。

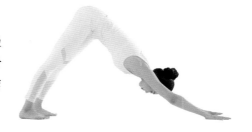

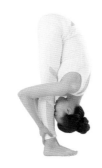

⑱ 前屈式：呼气，双脚走或跳到双手之间，吸气，延展脊柱，视线看向远方，坐骨向上，双腿蹬直垂直于地面。呼气，上下身贴合。

⑲ 幻椅式：吸气，手臂上举，呼气，屈膝回到幻椅式，手臂在背部的延长线上，腋窝充分打开，保持骨盆稳定，膝盖不超过脚趾。

⑳ 祈祷式：吸气，身体还原站姿，呼气，双手回落胸前，掌心合十成祈祷式。

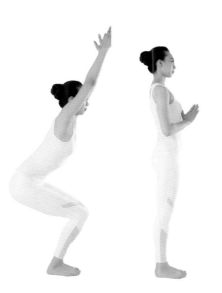

YOGA•通过瑜伽的锻炼，那些杂染便会被知识之光去除，生出明辨的智慧。

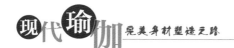

3.3 面部瑜伽：打造精致小 V 脸

"长得好看的人才有青春"这已成为网络上的流行语。这是个拼颜值的时代，火了高富帅，牛了白富美，成千上万的网红脸。对女人来讲，颜值无疑成为最重要的一点，找工作、找伴侣、参赛、维护家庭等都需要靠颜值担当。

当下，大家为了追求美，为了解决自己的"大饼脸"不惜砸重金在脸上动刀，整容、微整形与日俱增，可是这些真的经得起时间的考验吗？想要美就要选择健康的方式，让我们用瑜伽的方式来打造精致小"V"脸吧。

 ## 狮 吼 式

功效：可以帮助人排除体内淤积的毒素，预防面部皮肤松弛下垂，减少脸部及眼角细纹。纵向地伸展面部肌肉，使面部更富有弹性。

功法：

❶ 金刚坐姿跪坐在垫子上，臀部坐在双脚脚跟上，保持脊柱的延展。

❷ 身体向前倾斜，双手在双膝前支撑。睁大眼睛，眼睛向上看，将意识集中在眉心，张大嘴巴，伸出舌头，舌头向下，尽量触及下颚，并发出"HA~"的声音（如同狮吼），鼻吸口呼，3~5次练习后，将舌头收回，闭上嘴巴，用鼻子吸气，调整呼吸。

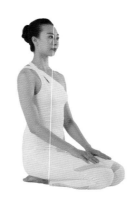

波波小叮嘱

尝试调节变换每次吼叫的强度，每次"HA~"时尽量延长气息的长度，不要觉得不好意思，或担心面部表情不雅观，而应大胆地大声吼出来，才能获得功效哦。

叩首式

功效:促进面部的血液循环,加速新陈代谢,去除面部浮肿,减少脸颊、下颌的多余赘肉,使面部更加光泽有弹性。

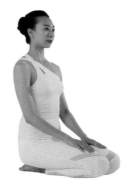

功法:

❶ 金刚坐姿准备,腰背部保持直立,双手置于双腿上方。

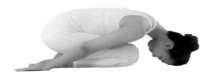

❷ 从腹股沟处使身体折叠向下,吸气时,延展脊柱,呼气时,腹部贴近于大腿,双手掌心向上置于脚部两侧。

❸ 伴随吸气,臀部向上抬起,头部由额头滚动至头顶百会穴,脖颈不受挤压,后背脊柱隆起,大腿垂直于地面,停留3~5组呼吸,将身体慢慢还原。

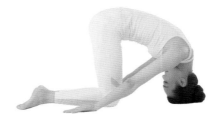

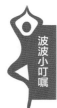

波波小叮嘱

高血压患者以及患有眼疾、耳疾的人群不可以练习。如在练习过程中出现头晕、胸闷等现象,需缓慢起身,让身体停下来充分休息,调整呼吸,补充氧气。

YOGA·通过瑜伽的锻炼,那些杂染便会被知识之光去除,生出明辨的智慧。

花环式

功效：血液回流至头部，给面部带来滋养，加快肌肤毒素的排出，促进面部肌肉的收缩，紧致肌肤。

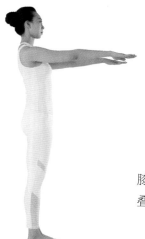

功法：

❶ 双脚并拢，山式站姿站于垫上，双手在体前平举，与地面保持平行。

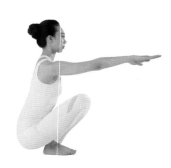

❷ 双膝向两侧打开，慢慢屈膝下蹲，臀部靠向脚跟，身体折叠向下。

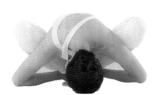

❸ 大臂在双膝内侧，翻转小臂，环抱小腿，双手抓脚跟，头部自然下垂，保持自然地呼吸，可以轻闭双眼，感受血液的回流。停留3～5组呼吸后使身体慢慢还原。

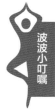

波波小叮嘱

不适合术后、肠胃疾病患者及孕妇练习。

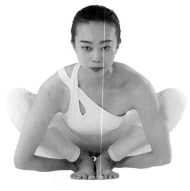

铲斗式

功效：加速血液循环，消除水肿，收敛面部赘肉，紧致肌肤，缓解眼部疲劳，使面颊红润细嫩。

功法：

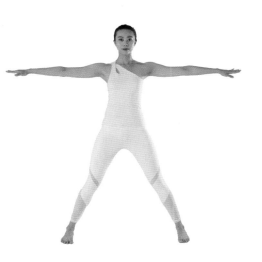

❶ 站立，双脚分开一肩半宽，双脚脚趾指向正前方。

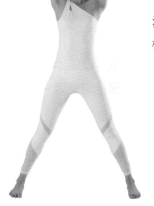

❷ 吸气时，手臂举过头顶，呼气时，从腹股沟处弯折，身体折叠向下，匀速摆动，双手手臂放松，掌心向上。

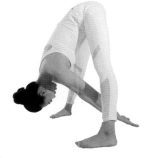

❸ 配合呼吸，摆动8～10次，身体缓慢还原。

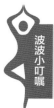
波波小叮嘱

　　高血压、心脏病患者练习需谨慎，不可将头部快速抬起，要让血液充分回流，以免发生头晕、供血不足的现象。

YOGA·通过瑜伽的锻炼，那些杂染便会被知识之光去除，生出明辨的智慧。

鬼脸瑜伽

功效：伸展强健面部肌肉，减少面部皱纹和"焦虑线"（因焦虑而深陷的皱纹），放松心情、缓解压力、除皱，保持年轻容颜。

功法：

❶ 嘟嘟嘴：卷起双唇，反复持续做出飞吻的动作，有效锻炼嘴唇，防止唇部肌肉松弛，并可配合仰头动作，减少嘴角纹和双下巴。

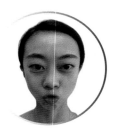

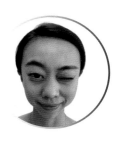

❷ 挤眉弄眼：提眉，将眉毛上提下拉，眼睛睁闭交替，锻炼眼周肌肉的弹性，去除眼周细纹。

❸ 我是小号手：像小号手一样，鼓起双腮，让空气在口腔中左右运动，保持双颊肌肉的弹性，消除法令纹。

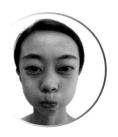 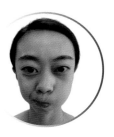 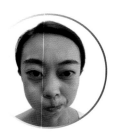

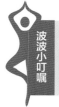

波波小叮嘱

练习"鬼脸瑜伽"时，面部动作要尽量夸张，虽然面部表情难看，但是功效却很大哦，动作简单，大家也可以发挥想象，自创动作，在办公之余也可进行练习。这种动作不仅可以紧致面部，还可以缓解紧张情绪。

3.4 颈部瑜伽：隐藏年龄的第二张脸

人的颈部是全身老得最快的地方，因为这里最缺乏脂肪，最容易产生皱纹，它比脸部的肌肤更加薄弱。想象一下，一张美丽的脸蛋下衬着一个如此不堪的脖子，是多么煞风景的事啊！因此，我们更应注重颈部护养，塑造光滑美腻的"天鹅颈"。

 ## 祈祷式

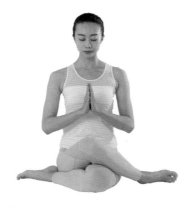

功效：伸展颈部前侧，强健颈部后侧肌肉群，美化脖颈，减少颈纹。

功法：

❶ 牛面坐姿坐于垫上，脊柱直立，双手在胸前，掌心合十，小臂端平。

❷ 吸气时，让脊柱充分地延展向上，拓宽脊柱的空间，呼气时，仰头向后的同时，手臂向上，拇指轻触眉心。

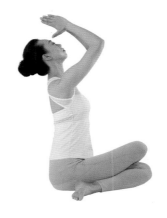

波波小叮嘱

练习过程中，要保持自然顺畅的呼吸，保持脊柱的延展，双肩下沉放松。

猫式

功效：灵活脊柱，延展背部；伸展颈部前侧，美化身体曲线。

功法：

❶ 四足跪姿跪在垫子上，手臂分开与肩同宽，大腿垂直于地面，小腿胫骨压实垫子，后背平直，不塌腰。

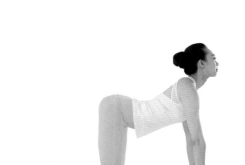

❷ 吸气时，抬头、塌腰、翘臀，伸展颈部前侧，视线看向上方。

❸ 呼气时，含胸、拱背，下颌找锁骨，伸展颈部后侧。练习过程中，速度平稳，根据自身的呼吸节奏，进行5～8组练习。

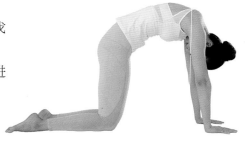

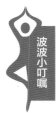波波小叮嘱

四足跪姿时，要收紧腹部，不耸肩，不要把压力压在手腕上。脚背、小腿胫骨也要压实地面，以减轻膝关节的压力。练习过程中要配合呼吸来完成，速度不要太快。

高跟鞋式

功效：美化脖颈，使颈部前侧肌肉得到拉伸，使脖颈纤细，同时改善含胸驼背等不良体态，缓解肩背酸痛。

功法：

❶ 金刚坐姿，不塌腰，双肩下沉，视线平视前方。

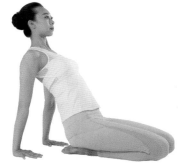

❷ 双手置于臀部后方约一个手掌的位置上，指尖朝向身体的方向。

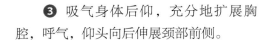

❸ 吸气身体后仰，充分地扩展胸腔，呼气，仰头向后伸展颈部前侧。

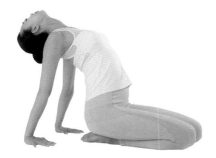

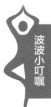
波波小叮嘱

双膝不可抬离地面，胸椎段向前推送的同时让胸腔尽可能地扩张，以吸入更多的氧气。呼气仰头向后，颈部后侧不受挤压，呼吸保持顺畅。

YOGA•通过瑜伽的锻炼，那些杂染便会被知识之光去除，生出明辨的智慧。

鱼式

功效：拉伸颈部前侧肌肉，使颈部肌肉得到充分锻炼，缓解颈部疲劳，美化颈部，还可以强健脊柱，锻炼腰腹部肌肉群，提升胸部曲线。

功法：

❶ 仰卧在垫子上，双手掌心向下置于身体两侧。

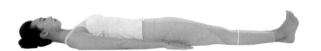

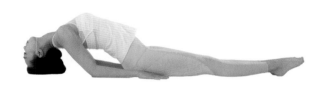

❷ 屈手肘在身体下方做支撑，将头部后仰，头顶百会穴抵于地面，脖颈前侧完全伸展，胸腔打开，胸椎段向上拢起，背部远离地面。

❸ 双手掌心合十，拇指交扣置于头顶上方，将双腿抬离地面，加强腹部核心力量。保持5～8组呼吸。

❹ 手肘支撑，收下颌，按照背部、颈椎、头部的顺序逐步还原于垫面。

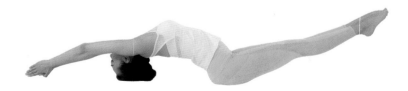

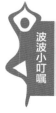
波波小叮嘱

在练习时，关键点在上背部，不要为了伸展颈部前侧而过多地将颈椎前突，这样容易造成颈椎的损伤。如果无法将上背部推起离开地面，在极限处停留即可。还原时，要收紧腹部，手肘做支撑，有次序地将身体慢慢还原，避免身体出现不适感。

莲花前屈扭转式

功效：紧致脖颈两侧肌肉群，刺激身体和头面部的血液循环，同时增强脊柱灵活性，强健腰腹部力量。

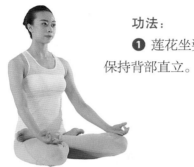

功法：

❶ 莲花坐姿坐于垫上，保持背部直立。

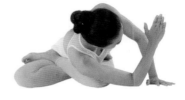

❷ 随呼气身体折叠向下转动向左侧，右臂穿过左臂下方，右肩靠向垫面。双肩保持一条直线，两侧臀部不离开垫面。

❸ 吸气时，弯曲左臂，双手掌心合十。双臂手肘成一条直线与地面保持垂直。

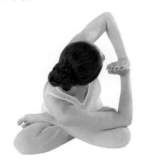

❹ 呼气时，左臂上举，手指尖指向天花板，视线看向手指的方向，保持8～10组呼吸。进行反方向练习。

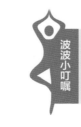

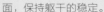

波波小叮嘱

练习中保持顺畅的呼吸，躯干保持在中立位，不要使颈部受到挤压，两侧臀部不离开地面，保持躯干的稳定。

敬礼式

功效：放松舒展颈部，疏通淋巴腺体，同时伸展双肩、双臂，改善体态，有效去除颈部细纹。

功法：

❶ 双脚分开与肩同宽蹲于垫上，双脚外八字，双膝两侧打开与脚趾同方向，双手掌心合十，调整呼吸。

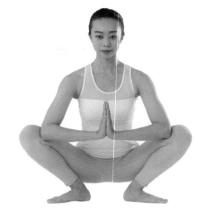

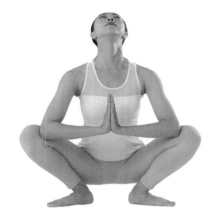

❷ 手肘抵于双膝内侧，吸气时，头部后仰，伸展颈部前侧，保持3组自然呼吸。

❸ 呼气时，头部还原，手臂伸直置于体前，双膝并拢，含胸拱背，手指间触碰垫面，保持3组呼吸。再反序进行5组练习。

 波波小叮嘱

颈部后仰时，要保证呼吸顺畅，不憋气，重心稳定，臀部不要坐到垫面上。

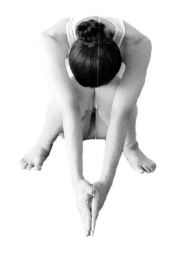

3.5 肩部瑜伽：缓解疲劳，塑造美肩

　　网络上曾掀起一阵风潮——锁骨窝放硬币和锁骨窝盛水的游戏，以此来鉴定是否有性感的锁骨、平滑的美肩、纤细的臂膀。大众审美认为，穿衣服好看不好看全靠肩。我们要练出完美肩形，使穿衣更好看，手臂线条更显立体，使人更有气场，气质更出众。

 牛面式

　　功效：有助于缓解肩颈紧张、疼痛，缓解疲劳，改善肩周问题，伸展肩部、手臂的肌肉，扩张胸腔，改善圆肩驼背的体态。

　　功法：

❶ 双膝交叠牛面式坐姿坐于垫上，坐骨压实垫面，保持脊柱直立。

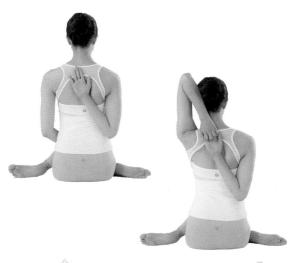

❷ 右臂环绕至体后，屈手肘，手指朝向天花板。

❸ 左臂上举，屈手肘向下与右手交扣保持5～8组呼吸，身体还原，进行反方向练习。

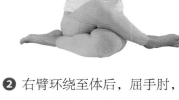

波波小叮嘱

如果无法将双手交扣，可以利用伸展带进行辅助练习，不要压迫颈椎。

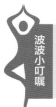

双角式

功效：可以很好地加速上肢躯干的血液供应，改善头部的血液循环，更加深入地加速面部新陈代谢，消除水肿，收敛面部赘肉，紧致肌肤，同时也可以缓解背部的酸痛与僵紧。

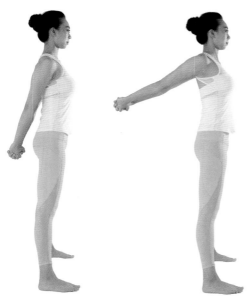

功法：

❶ 双脚分开同两肩宽，脚趾指向正前方，保持骨盆中立位，双手在体后十指交扣。

❷ 吸气时，胸腔扩张，双肩向后旋转，拉长手臂内侧，向上抬起。

❸ 呼气时，身体从腹股沟处折叠向下，同时手臂找寻头部的方向，颈部放松，双腿垂直于地面，保持3～5组呼吸。

❹ 还原时，先将双手还原至体后，弯曲双膝，让身体逐步还原。

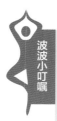 波波小叮嘱

高血压、心脏病患者慎做。还原起身时，速度要慢，要让血液有回流的过程，避免头晕，供血不足。初学者，韧带僵紧，做到自己的极限处停留就好，慢慢地去体会腿部后侧韧带的拉伸和肩周的打开。

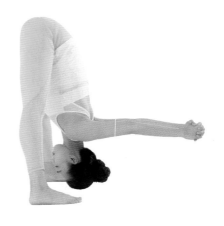

前屈开肩式

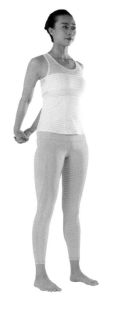

功效：缓解肩颈不适，腰背酸痛，改善圆肩驼背的体态，同时可以有效地促进全身血液循环，加速代谢。

功法：

❶ 双脚分开与肩同宽，双脚脚趾指向前方，双手在体后十指交扣，胸腔打开，脊柱直立。

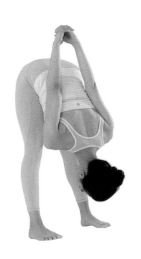

❷ 吸气时，向头顶的方向延展脊柱，呼气时，折髋向下，腹部贴靠向大腿，额头找寻小腿，双腿伸直，垂直于地面，保持顺畅的呼吸。

❸ 小臂带动大臂，双手伸向头部的方向，双肩放松，颈部后侧不挤压。保持3～5组呼吸。

❹ 起身时，先将手臂回落于体后，再从下背部到中背部再到上背部依次起身还原放松。

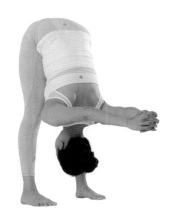

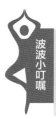
波波小叮嘱

高、低血压，眩晕症的人群要循序渐进。身体折叠向下时，要从腹股沟处折叠向下，不是从腰部。起身放松时，要缓慢地依照脊柱的顺序，由下至上还原，让血液充分回流，避免眩晕。

YOGA·通过瑜伽的锻炼，那些杂染便会被知识之光去除，生出明辨的智慧。

猫伸展式

功效：锻炼肩部肌肉，促进肩部的血液循环，缓解肩部僵硬，美化肩部曲线，消除圆肩，纠正高低肩。

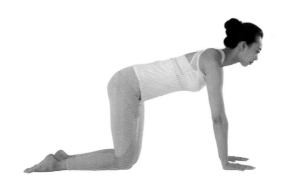

功法：

❶ 四足跪姿跪于垫上，小腿胫骨、脚背压实垫面，大腿垂直于地面，双臂分开与肩同宽。

❷ 手臂伸直，同时肩部下压，胸部贴合垫面，下颌点地，腿部保持不变，保持5～8组呼吸。

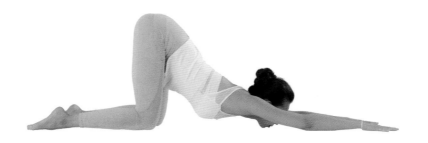

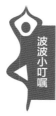

波波小叮嘱　　在体式保持中，要使双肩保持放松，不要过于僵紧，不利于肩部的打开。大腿要保持与地面垂直，小腿胫骨用力下压，保持躯干的稳定，缓解膝关节压力。

猫式变形式

功效： 可以滋养脊柱神经，颈部、肩部、腰背部都可以通过扭转得到拉伸和放松，缓解紧张疲劳。

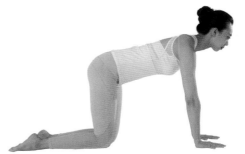

功法：

❶ 四足跪姿跪于垫上，手臂、大腿垂直于地面，背部伸展不塌腰。

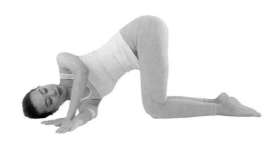

❷ 身体转向左侧，左臂支撑，右臂穿过左臂后方贴合垫面，头部也轻轻触地，保持骨盆正位，感受脊柱的扭转。

❸ 左臂上举，双肩一条直线，躯干稳定，视线看向左手指尖，保持3～5组呼吸，起身。进行反侧练习。

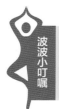

波波小叮嘱

当身体扭转时，要保持骨盆和腿部的稳定，避免扭伤腰椎，减轻颈椎的压力。

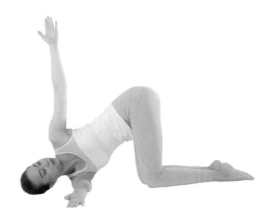

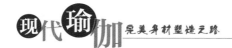

 海豚式

功效：打开双肩，强化双肩、手臂以及腰背部核心的力量，减少肩周及手臂上的赘肉，使肌肤紧致有弹性。

功法：

① 跪姿跪于垫上，双手互抱手肘，确定手肘间的距离，大腿与地面垂直，小腿压实垫面。

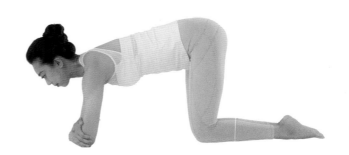

② 小臂贴地，十指交扣，吸气时，臀部上提，腰背部直立，头部远离地面，双脚脚跟抬离地面，肩胛骨向后推送，胸椎推向腿部的方向，保持5～8组呼吸。

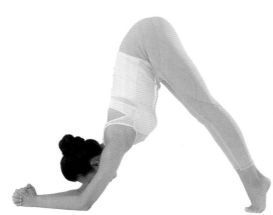

 **波波小叮嘱** 练习时，要保持身体的平衡和稳定，要找到坐骨向上带动躯干舒展的力量，将力量平均分布到手肘和脚尖的位置。初学者由于双肩僵紧和力量不够，容易造成双肩及肘部的压力，挤压颈椎，而无法让双肩、上背、双腿得到拉伸与舒展。

闭莲式

功效：强健肩关节、肩周肌肉和韧带，提高肩关节灵活度，打开胸腔，消除背部疼痛。

功法：

❶ 全莲花坐姿准备，胸腔充分打开，保持脊柱直立。

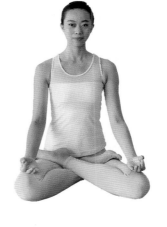

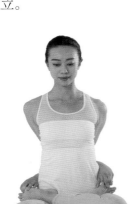

❷ 肩胛向后绕动收紧。手臂在体后交叉绕到身体旁侧，右手抓右脚脚趾，左手抓左脚脚趾。

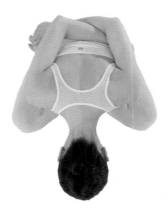

❸ 吸气时，脊柱延展向上，双肩水平平行于地面，呼气时，身体折叠向下，额头轻触地板，核心保持稳定，呼吸顺畅。

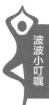
波波小叮嘱

练习时，双手抓不到脚趾也没有关系，手背放于髋部两侧即可，不要为了追求手抓到脚趾而使身体形成歪斜的错误姿势，导致脊柱受到挤压，身体失去平衡。

现代瑜伽 完美身材塑造之路

展肩式

功效： 能够很好地美化肩颈肌肉，塑造肩颈曲线，缓解肩周疼痛。

功法：

❶ 简易坐姿，脊柱保持直立，不塌腰，双手成智慧手印放于双膝上。

❷ 双手体后十指交扣，双肩夹紧，肘部伸直，胸部向上挺起，腹部收紧，视线平视前方，保持3组呼吸。

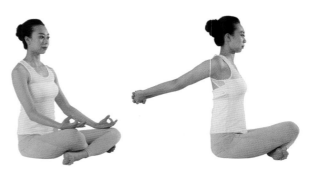

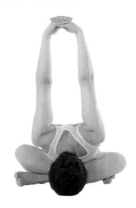

❸ 身体向前折叠，坐骨压实垫面，保持背部延展到极限处停留，目视前方，颈部后侧不挤压，小臂带动大臂向上抬起，保持5～8组呼吸。

❹ 身体慢慢转向左侧，右肩贴于右膝，左臂上举，左手指向天花板，胸腔向上翻转，视线看左手，保持5组呼吸，反方向练习。

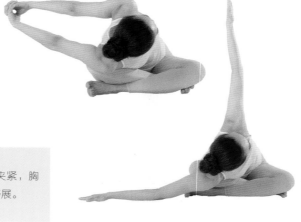

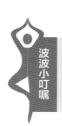

波波小叮嘱

在开始时，一定要让双肩夹紧，胸部上提，让肩部尽可能地得到舒展。

圣哲玛里琪式

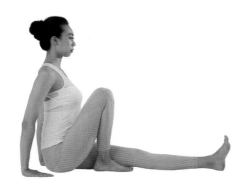

功效：降低肩部和脊柱的僵硬度，使脊柱、双肩、髋部肌肉得到伸展及强化，缓解肩颈及背部疲劳。

功法：

❶ 直角坐姿坐于垫上，左腿伸直，屈右膝，右脚脚跟贴紧大腿根部，脚掌踩实垫面，双臂自然垂下置于身体两侧。

❷ 吸气，身体转动向左，将右臂抵于右腿内侧，呼气，左臂环绕至体后，双手交扣，双肩外展。

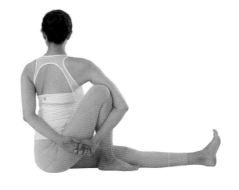

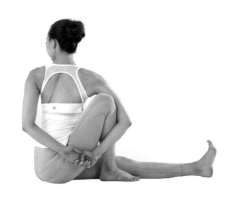

❸ 胸腔充分打开，吸气时，脊柱充分延展，呼气时，身体转向左后方，视线看向左方固定的某一点，加强脊柱的扭转，保持3~5组呼吸，反方向练习。

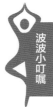
波波小叮嘱

　　初学者会因身体灵活性不够，而无法将双手在体后交扣，可以借助瑜伽伸展带来辅助练习，把关注点放在脊柱延展和双肩肩胛的伸展上，不必过分强调双手交扣。

YOGA·通过瑜伽的锻炼，那些杂染便会被知识之光去除，生出明辨的智慧。

俯卧飞机扣手式

功效：充分伸展背部肌肉群，有效促进肩背的脂肪燃烧，使肩背肌肉群更纤长有力，使肩部平滑圆润，背部紧实。

功法：

❶ 俯卧于垫子上，手臂向前伸直，十指交扣，双腿并拢，脚背压实垫面。

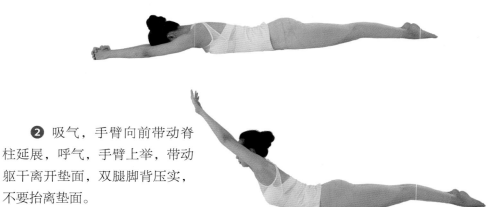

❷ 吸气，手臂向前带动脊柱延展，呼气，手臂上举，带动躯干离开垫面，双腿脚背压实，不要抬离垫面。

❸ 手臂继续保持上举，臀肌收紧，呼气，抬右腿向上，保持2组呼吸，换左腿向上，保持2组呼吸。身体还原，俯卧放松。

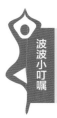

波波小叮嘱　初学者或腰椎有疾患的练习者，腰背力量不够，无法将上身和腿部抬离，那就不要为了追求动作而做，以免造成损伤，做到自己的极限就可以了，随着练习的深入，腰背部力量会逐步加强，就可以轻松完成了。

3.6 美胸瑜伽：提升傲人曲线

拥有丰满、圆润、坚挺的胸部是女性健美的重要标志之一。但是会存在一个误区，有些人会认为大才是美，其实不然。大并不代表美，恰当的比例、坚挺不下垂，更重要的是保持乳腺的疏通，腋下淋巴的通畅，拥有健康的乳房，才是每个女性的梦想。瑜伽的练习使我们离这个梦想可以更近一步。

蛇伸展式

功效：扩展胸腔，有助于美化胸部曲线，同时，强化背部和臀部肌肉群。

功法：

❶ 俯卧在垫子上，手臂置于身体两侧，额头点地。

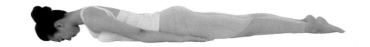

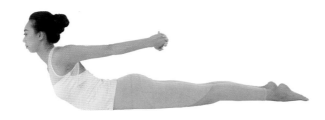

❷ 双手在体后十指交扣，双腿并拢压实垫面，吸气，先去感受脊柱的延展；呼气，慢慢地起身向上，同时手臂向后拉动，充分地扩展胸腔，保持5~8组呼吸，身体慢慢回落。

波波小叮嘱

不要过分地用脖子的力量带动躯干向上抬起，颈椎后侧不受挤压。

美人鱼式

功效：促进雌性激素分泌，刺激胸部血液循环，提升、美化胸部曲线，矫正驼背。

功法：

❶ 仰卧，双手掌心向下置于身体两侧，双腿并拢，脚趾尖指向地面。

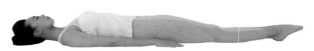

❷ 吸气，手肘支撑使背部离地，胸部向上挺，下颌靠向锁骨，视线看向脚趾。

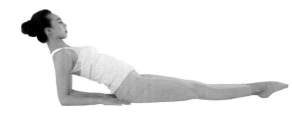

❸ 呼气，头部后仰头顶触地，保持手肘、小臂支撑，上半身成反弓型，面部朝后尽可能地使胸腔扩张，肩胛骨内收夹紧，保持3~5组呼吸。

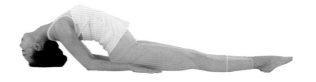

❹ 手臂支撑慢慢放平身体，回到最初的仰卧姿势。然后弯曲双膝抬至胸前并用手臂环抱双腿使脊椎还原放松。

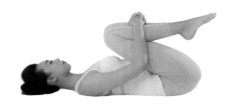

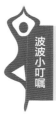

波波小叮嘱

严重的腰部或颈部损伤者不可练习。初学者腰部力量不够，往往会觉得胸部难以抬离地面，而出现突腰弓腿的情况，试着让身体放轻松，想象自己像条鱼一般灵活，利用手臂手肘做支撑，胸椎段充分上提，不挤压腰椎。保持深呼吸。

轮式

功效：

增强颈部、胸部和肩膀的灵活性；消除晨起后身体的僵硬和工作后的紧张；塑造良好体态，预防驼背。

功法：

❶ 仰卧于垫子上，双腿并拢，双手掌心向下置于身体两侧。

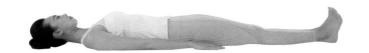

❷ 吸气，屈膝，将双脚跟靠向大腿根部，双手向上置于耳部旁侧，掌心向下，指尖指向双肩。

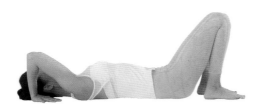

❸ 呼气，双手双脚同时发力向下推，髋部、腹部上挺，身体成反"U"形。保持3～5组呼吸，身体还原仰卧放松。

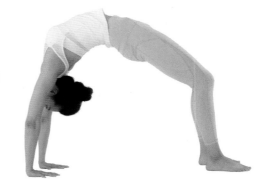

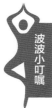波波小叮嘱　　身体向上时，可以先弯曲双肘，将头顶置于地面，再将身体向上挺起。身体回落放松时，也要先屈肘，将头部回落地面，再将背部依次回落，使身体放松还原地面。

YOGA·通过瑜伽的锻炼，那些杂染便会被知识之光去除，生出明辨的智慧。

弓式

功效：扩展胸部前侧肌肉，防止胸部下垂，同时还能伸展腹部前侧肌肉群。同时对于肾上腺、甲状旁腺、脑下垂体及性腺都有很好的影响。

功法：

❶ 俯卧于垫上，双腿并拢，额头点地。

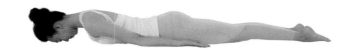

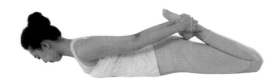

❷ 屈双膝向上，双手抓双脚脚踝。

❸ 双腿向后向上抬起，通过手臂的带动将上半身抬离地面，双膝尽量内收，保持3～5组呼吸，身体慢慢回落放松。

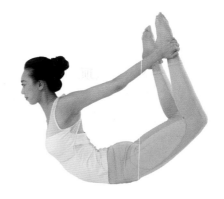

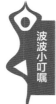

波波小叮嘱

　　向后拉动双腿时要缓慢地视自己的身体情况而定，避免造成腰椎过度挤压。如无法抓住双脚，可先进行半弓式的练习，逐步强化身体机能。

鸽子式

功效：扩展胸腔、紧实胸部肌肉，消除两侧副乳，提升胸部曲线。

功法：

❶ 屈右膝，将脚跟贴靠向会阴处，保持两侧坐骨稳定，臀部不抬离垫面。

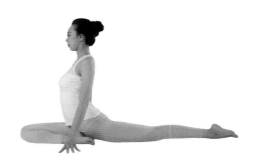

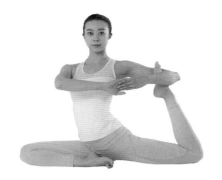

❷ 屈左膝向上，转髋，左大腿前侧尽量靠近地面的方向，小腿垂直于地板。弯曲左臂勾左脚脚趾，保持背部直立，躯干稳定，双膝处于一条直线上，手臂体前平举，掌心相交。

❸ 右臂绕过头顶后方，与左手相交扣，伸展两侧侧腰，颈部后侧不挤压。保持5～8组呼吸，还原，进行反方向练习。

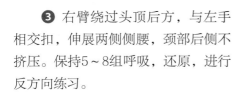

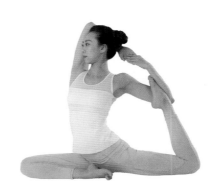

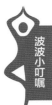
波波小叮嘱

初学者髋部僵紧，无法保证双膝在一条直线上，或者无法保持坐姿的稳定，可以只进行第2步的练习，慢慢地去感受身体的舒展和拉伸，循序渐进地推进。

鹭式变形式

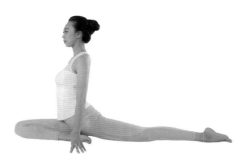

功效：刺激胸腺，提升、美化胸部曲线，同时紧实手臂，减少赘肉。

功法：

❶ 弯曲右膝，大、小腿贴合，左腿向后伸展，脚背紧贴垫面。身体与右膝同方向，腰背挺直，视线平视前方。

❷ 双手手臂体前平举，右臂在上，左臂在下，大臂相交，小臂相缠绕，掌心相对形成扭臂式。

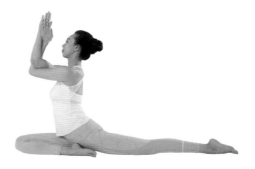

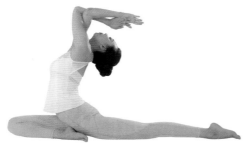

❸ 吸气时，脊柱向上延展，胸腔充分打开上提。呼气时，大臂上举，身体向后弯曲，双肩放松，头部后仰至极限处，视线看手指尖，保持3组呼吸，身体慢慢还原，反向练习。

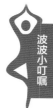波波小叮嘱

手臂无法缠绕可选择掌心合十，手肘内收，感受到拉伸感即可。骨盆要保持稳定，后弯时，记住不要扭转弯曲，避免发生损伤。

骆驼式

功效：能够很好地促进胸部血液循环，防止胸部下垂，预防乳腺增生，美化胸部曲线。

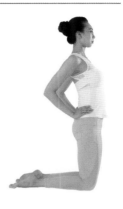

功法：

❶ 双腿打开与髋同宽，跪立在垫子上，大腿垂直于地面，双脚脚背压实垫面，脚趾尖指向正后方。

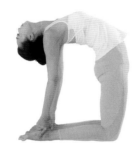

❷ 吸气时，感受脊柱向上延展，髋部、臀部收紧。呼气时，身体后仰，髋部向前推，双手置于双脚脚跟上。头部后仰，双肩放松下沉，充分感受颈部、胸部和腹部前侧的伸展，保持5～8组呼吸。

❸ 吸气时，先将头部收回，下颌靠向锁骨。再将身体慢慢地还原，臀部坐于脚跟，身体折叠向下到大拜式放松。

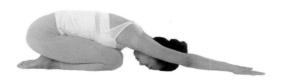

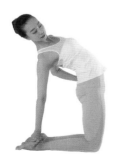

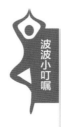

波波小叮嘱

腰部力量不足，尽量减少对后侧腰椎段的挤压，减小难度，将双脚脚趾踩实垫面，进入体式时，单侧手臂先去抓脚跟，给身体支点后，再进行双侧的练习。颈部前侧不要过度伸展，会造成颈椎后侧挤压，导致呼吸不畅。

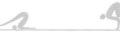

云雀式

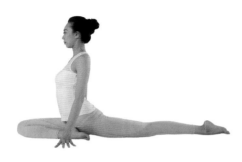

功效：此动作可以帮助我们打开胸腔，有效地提升、美化胸部曲线。还能柔软伸展颈部，增强平衡感，促进身体机能的代谢。

功法：

❶ 屈右膝，右脚脚跟贴靠于会阴处，左腿向后伸展，脚背压实垫面，双手在身体两侧支撑，保持背部直立。

❷ 吸气，双臂打开侧平举，掌心向下，感受力量延展到每根手指间。

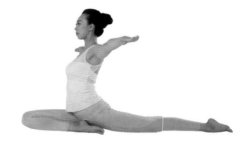

❸ 呼气，扩展胸腔，伸展颈部，手臂向后方打开，双臂平行于地面。保持3～5组呼吸，放松，进行反方向练习。

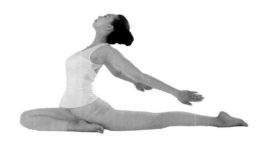

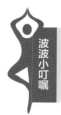

波波小叮嘱

　　尽可能地去感受胸腔的扩张，意识集中在后腰背，一边做一边想象自己化身成一只美丽的云雀，在蓝天中展翅飞翔，心情自由而快乐，体态轻盈而美丽！

新月式

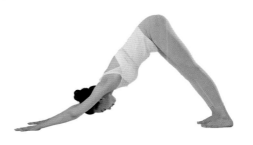

功效：可以有效地拉伸手臂、背部以及腹部前侧的肌肉群，减少胸部两侧的多余赘肉，提升胸部曲线。

功法：

❶ 下犬式的姿势准备，保持手臂背部的舒展。

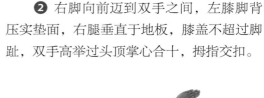

❷ 右脚向前迈到双手之间，左膝脚背压实垫面，右腿垂直于地板，膝盖不超过脚趾，双手高举过头顶掌心合十，拇指交扣。

❸ 吸气时，感受脊柱的延展，呼气时，手臂带动身体向后弯曲，同时髋部沉向地面。充分地扩展胸腔，伸展颈部前侧，保持3～5组呼吸，还原于下犬式放松。

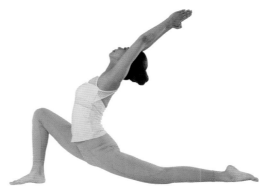

波波小叮嘱

　　注意后侧腿的受力点不在膝关节上，而是要髋部向下沉，去感受大腿前侧髂腰肌位置的拉伸。身体向后时，要保持胸腔的打开，保持呼吸的顺畅，不屏息。

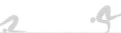

金刚坐后仰式

功效：有效地扩张胸腔，伸展强化胸部肌肉，促进胸腺的疏通，美化、提升胸部曲线。同时可以增加脊柱的灵活性，促进血液的供给，使脊柱中枢神经受益，脊柱更加年轻态。

功法：

❶ 金刚坐姿坐于垫子上，双脚并拢，臀部坐于脚跟上，保持腰背部直立，双手置于身体两侧。

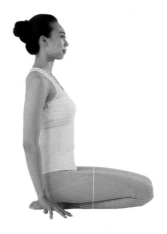

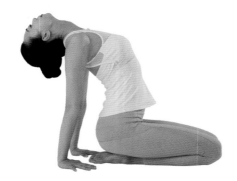

❷ 吸气时，脊柱延伸向头顶的方向，呼气时，将双手置于臀部后侧，手指尖指向身体的方向，头部后仰，胸椎段向前推，充分地打开胸腔，保持5组呼吸后，回到大拜式姿势放松。

波波小叮嘱

在后仰时很容易出现过度用力挤压胸椎的情况，这可能造成脊柱反弓，压迫胸腔空间，对身体无益。因此，后仰时更要注意脊柱的伸展感和空间感，做到适可而止，量力而行，保持顺畅的呼吸。

3.7 背部瑜伽：秀出娇嫩美背

在日常生活中长期站立和久坐，容易造成驼背和背部脂肪的堆积。"虎背熊腰"这个词，可能是女性最"厌恶"的形容词之一，没人喜欢在内衣肩带边缘看到凸起的小赘肉，拥有优美的背部曲线，不仅会让你看起来形态优美、线条流畅，整个人也会显得挺拔、高挑。靠运动燃烧卡路里去消耗脂肪，可以使赘肉减少，靠瑜伽可以加强背部肌肉的力量，重塑背部线条。

人面狮身式

功效：能有效滋养脊椎，伸展后背肌肉群，消除背部多余的脂肪，美化背部线条。

功法：

❶ 俯卧在垫子上，额头点地，屈手肘，将双手掌心向下置于头部两侧，双腿并拢，脚背压实垫子。

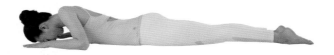

❷ 吸气时，将脊柱充分延展向头部方向。呼气时，头部、胸部慢慢抬离垫面，视线看向45°角的方向。大臂垂直于地板，小臂支撑身体。保持8~10组呼吸后身体慢慢还原。

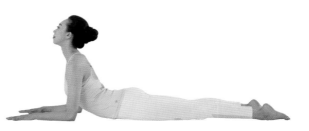

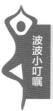

波波小叮嘱

进入体式前，要先调整好手臂的位置，不要在头部和胸部已经离开垫面后再进行调整，避免给脊柱造成压力。抬头看向45°角方向时，伸展颈部前侧，但以不挤压颈椎后侧为宜，根据自身情况调整。

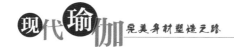

 上犬式

功效：加强背部、手臂的肌肉力量，减少脂肪赘肉，美化背部、手臂曲线，同时可以促进骨盆区域的血液循环。

功法：

❶ 俯卧在垫子上，双腿并拢，双手置于肋腔两侧，手肘夹肋骨，额头点地，颈部后侧伸展。

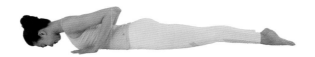

❷ 吸气时，充分感受脊柱的延展，创造椎骨之间的空间。

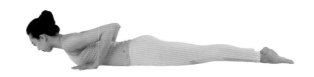

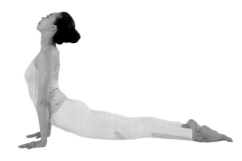

❸ 呼气时，手臂推直向上，胸腔打开，双肩下沉，视线看向前方，大、小腿离开地板，脚背压实垫面。保持3～5组呼吸，身体还原，俯卧放松。

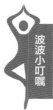

波波小叮嘱

推直手臂向上时，不要用力过猛，要去感受脊柱的延展之后，慢慢地将身体推起，不要挤压、压迫到腰椎，同时要放松臀部，臀部过于紧张也会导致腰椎后侧的僵紧，造成腰部不适。

直角式

功效：伸展背部、双臂，使背部和脊柱都得到充分的伸展，增强腰背部肌肉力量，消除背部脂肪赘肉，缓解紧张和不适感，同时灵活髋部，伸展腿部后侧肌肉。

功法：

❶ 站立在垫子上，双脚分开与肩同宽。

❷ 吸气时，手臂上举，双手掌心合十，拇指交扣指向天花板的方向。

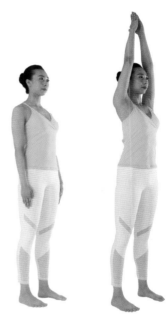

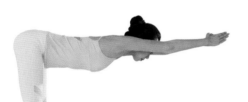

❸ 呼气时，手臂带动躯干从腹股沟处使身体弯折向下成90°角。双腿垂直于地面，背部和地面保持水平，去感受背部的延展、脊柱的延伸。保持5组呼吸，吸气还原。

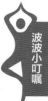

波波小叮嘱

在进入体式时，很容易使身体从腰部进行弯曲，容易造成腰痛的问题，所以要注意，躯干是从腹股沟处开始弯折的。练习时，要将重心放在脚掌上，双腿垂直于地面，尽量使双臂加紧双耳，延展脊柱，伸展背部。

双腿背部伸展式

功效：伸展背部肌肉群，使脊柱得到充分延展，改善含胸驼背，使背部更加挺拔。加强脊柱的柔韧性，加速脊柱血液循环，使肤色更加红润。

功法：

❶ 直角坐姿坐于垫上，双腿伸直并拢，双膝膝窝沉向地面，脚趾回勾指向天花板，骨盆摆正，保持坐骨的稳定，后背脊柱直立，双手扶髋。

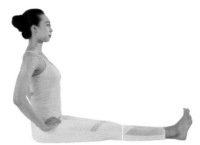

❷ 吸气时，手臂由体侧向上，大臂贴耳，双肩下沉。

❸ 呼气时，手臂带动躯干从腹股沟处弯折，腹部贴合大腿，视线看向脚趾。保持5～8组呼吸，起身还原。

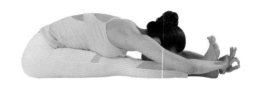

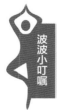
波波小叮嘱

　　直角坐姿中要先调整骨盆，保证骨盆处于中立位，之后再进行前屈的练习，对于腰椎间盘有突出的练习者前屈幅度不要过大，将腿部膝窝下方伸直，背部保持延展即可，避免腰椎承受过大压力。

喇叭狗式

功效：基于腿部的拉伸和肌肉的发力，更好地使脊柱得到延展，伸展背部，释放椎骨的压力，缓解手臂、肩带和上背部的僵紧，疏通从脊椎到大脑之间的通道。

功法：

❶ 双脚分开两肩宽，脚趾指向正前方，双手扶髋，髋骨上提，保持大腿前侧肌肉收紧，骨盆稳定。

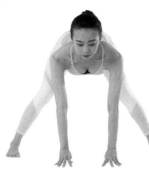

❷ 呼气时，躯干从腹股沟处弯折向下，双手落于面部下方，伸展背部。

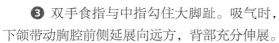

❸ 双手食指与中指勾住大脚趾。吸气时，下颌带动胸腔前侧延展向远方，背部充分伸展。

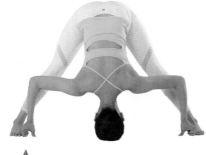

❹ 呼气，屈手肘向两侧打开，躯干贴靠向腿部，颈部后侧放松，头部靠近地面。保持3～5组呼吸，身体还原放松。

波波小叮嘱

高血压、心脏病患者量力而行，生理期不要过度前屈。刚开始练习时如果抓不到脚趾也可以抓脚踝，能够更好地支撑并保护背部，使背部得到充分的延展。起身还原时，要由下至上慢慢地起身还原，使血液回流，避免产生头晕的情况。

YOGA·通过瑜伽的锻炼，那些杂染便会被知识之光去除，生出明辨的智慧。

犁式

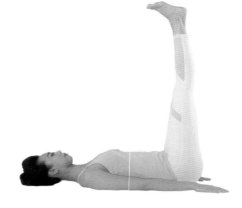

功效：有助于改善甲状腺和甲状旁腺的功能，缓解失眠，使背部得到舒展拉伸，缓解背部疼痛，还可以缓解轻度焦虑和压力。

功法：

❶ 仰卧于垫上，双腿伸直向上抬起垂直于垫面，双手掌心向下放于身体两侧。

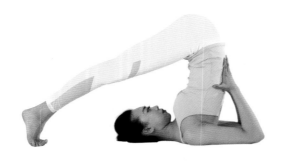

❷ 呼气时，双腿尽力向上抬起，将双脚落于头部前方，脚趾尖踩实垫面，头部保持不动，肩峰和垫面贴合，背部挺直向上与地面保持垂直，使髋部位于肩部的正上方。双手放于腰部两侧，保持身体的平衡和稳定。

❸ 保持8～10组呼吸，将双手放于腰背部后方，慢慢地拱背，将身体回落地面，进行仰卧放松。

波波小叮嘱

孕妇、生理期不适合练习这个体式。高血压和哮喘病的患者也不适宜练习。

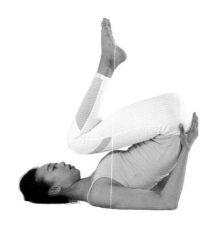

膝触耳梨式

功效：借助双膝和耳朵两侧的靠近，来进一步拉伸背部和脊柱，对神经系统有镇定和平衡的作用。并且在这个姿势中能够让人们与外界的声音隔绝，能够专注地聆听心脏的跳动以及呼吸的节奏。对颈部和上背部的压力也有很好的缓解作用，消除背部的紧张感，使背部肌肉更加紧实。

功法：

❶ 先进入到梨式后，双手放于腰部两侧给身体以稳定支撑。

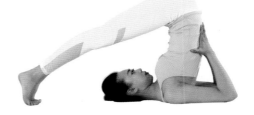

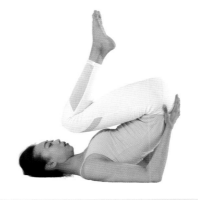

❷ 缓慢地呼气，将臀部上提，弯曲双膝贴靠向双耳，小腿靠近地面，双臂伸直，十指交扣，压实垫面，保持8～10组呼吸，仔细聆听自己呼吸的声音。

❸ 还原时，将双手置于下背部，缓慢地将脊柱逐节还原于垫面，仰卧放松。

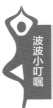

波波小叮嘱

在此体式的练习中，要将身体的重量均匀分布到双肩上，使颈部和脊柱保持在一条直线上，充分地延展背部。初学者不要强迫自己的小腿与地面接触，避免造成颈部的损伤。可以先让脚趾接触地面，随着练习的增进、脊柱柔韧性的增强，再逐步完成。

YOGA·通过瑜伽的锻炼，那些杂染便会被知识之光去除，生出明辨的智慧。

下犬式

功效：下犬式有益于伸展肩部、背部、脊柱以及双腿，强健腰背的肌肉力量，矫正驼背等不良体态，修饰全身线条，为脊柱注入活力。

功法：

❶ 四足跪姿跪于垫上，双手在双肩的正下方，大小腿成直角，脚背压实垫面。

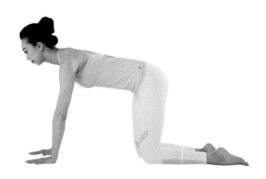

❷ 回勾脚趾，双腿伸直，脚跟踩地。手臂伸直，尾骨向上朝向天花板，肩胛腋窝充分伸展与背部形成一条直线，延展脊柱。在体式保持中，充分地去感受后背、脊柱的延展，以及腿部后侧腘绳肌的拉伸，保持8～10组呼吸。

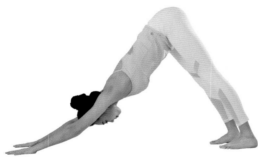

❸ 弯曲双膝，臀部坐于脚跟，回到婴儿式放松。

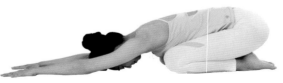

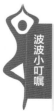**波波小叮嘱**

初学者，腿部后侧腘绳肌比较僵紧，无法伸直双腿，根据个人情况可以略微地弯曲双膝，先去感受肩、背的舒展，尾骨始终保持上提，不要把压力放在手腕上。随着不断的练习，身体的打开逐步让腿部后侧完全伸展。

这个体式并不适合患有高血压、头痛病及腕管综合症的人群练习。

脊柱扭转式

功效：脊柱扭转式能够有效锻炼背部的肌肉群，减少背部多余脂肪，还可以缓解背部疼痛，消除疲劳。

功法：

❶ 直角坐姿坐于垫面，双腿并拢，双膝下沉找寻垫面，后背挺直，脚趾回勾，双手自然放于身体两侧。

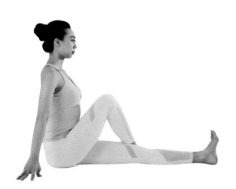

❷ 弯曲右膝，将右脚放于左膝外侧，脚掌压实地面，左腿保持不变。

❸ 吸气，背部保持直立，弯曲左侧手肘抵于右膝的外侧。呼气，躯干向右后方扭转，右手放在身体后方，指尖点地，手臂伸直，视线看向后方某一点，伴随每一次呼气再加强脊柱的扭转。保持3～5组呼吸，再反方向进行练习。

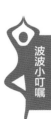 波波小叮嘱

孕妇、生理期不可进行练习。在扭转过程中，切记要保持顺畅的呼气，根据自身脊柱的灵活状态慢慢转动，以免造成肌肉拉伤和脊柱不适。

蝗虫式

功效：

蝗虫式是模仿蝗虫伏在地面时的姿势而来的，有助于消化，缓解胃部疾病和肠胃胀气，同时使脊柱得到充分的伸展，增强腰背部肌肉力量，缓解腰椎疼痛，改善背部曲线，塑造完美背部线条。

功法：

❶ 俯卧，下巴点地，双肩放松，双手放于体侧，掌心向下，双脚平行分开与髋同宽，脚背压实垫面。

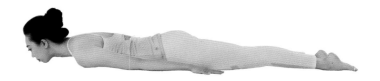

❷ 吸气时，关注脊柱的延展，伸展背部肌肉群。呼气，双腿向上抬高，保持大腿内侧收紧，臀部夹紧，双腿向后上方延伸，保持3～5次呼吸，双腿落回放松。

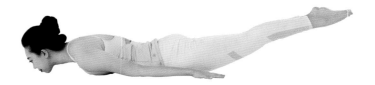

波波小叮嘱

身体向上抬起时，要感受背部的力量充分启动，使双腿抬离地面，双腿不弯曲，时刻保持臀部的收紧，缓解下背部压力，避免损伤。

3.8　美臂瑜伽：告别"拜拜肉"

夏日来临，很多女生都倍受"拜拜肉"的困扰，看着躺在购物车许久的性感小背心、无袖小美裙，却拜这些肉肉所赐，最终只能买回一件宽大的运动衫来遮挡粗壮的臂膀，这与美丽女性气质相差甚远。

相比于腰腹部、腿部等其他部位，胳膊上的肉很容易被忽视，因为它并不能决定我们衣服的尺寸，所以在不经意间，手臂就变得越来越粗壮。再加上这个部位血液循环较差，脂肪代谢速度较慢，赘肉就会大量囤积，使手臂变得松松垮垮。

让美臂瑜伽助你"一臂之力"，缓解疲劳的同时高效塑造紧实美臂，快对你的"拜拜肉"说再见吧。

 固肩式

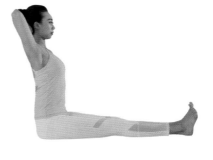

功效：使手臂肌肉得到拉伸，有效地消除大臂的脂肪和赘肉，塑造手臂线条，同时还可以帮助你疏通腋下淋巴。

功法：

❶ 直角坐姿，脊柱直立，双手十指交扣放于头部后方，小臂平行于地面，肘关节向两侧打开，双肩下沉远离耳朵。

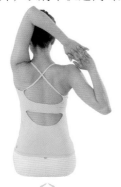

❷ 吸气时，尽可能多地去感受脊柱的延展，呼气时，右手用力将左臂向下拉动，肘关节垂直，头部保持不变，保持5～8组呼吸，再反方向进行练习。

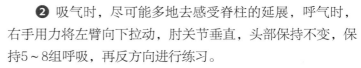

波波小叮嘱　在手臂拉伸到一侧时，肘关节应尽量向后向上，注意手臂不要压迫到颈椎，同时也不要因过度拉伸出现塌腰的情况。

摩天式

功效：

摩天式可以缓解肩周炎，消减肩部、上臂以及腹部的多余脂肪，调整消化系统的功能，缓解消化不良和便秘等情况。

功法：

❶ 山式站姿站于垫上，手臂自然下垂，视线看向前方。

❷ 吸气时，双手由体侧高举向上，大臂贴耳，双手十指交扣，翻转掌心朝向天花板，保持双肩下沉。

❸ 呼气时，脚跟慢慢抬离垫面，保持腹部核心收紧，夹紧臀肌，使脊柱延展向上。保持8～10组呼吸，脚跟回落垫面，放松身体。

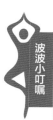

波波小叮嘱

在保持体式时，要启动大腿内侧肌肉群的力量，收紧腹部核心才能使身体更加稳定平衡，骨盆保持稳定，不要塌腰，避免造成腰椎的压力。

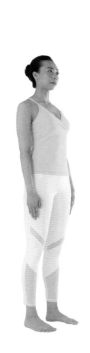
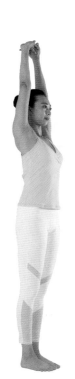
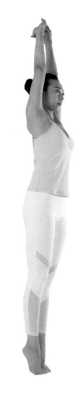

扭臂式

功效：有效地紧实大臂，减少大臂的脂肪，去除"拜拜肉"，使手臂更加纤细，拥有线条美。

功法：

❶ 山式站姿站于垫上（也可选择坐姿），双手体前平举，掌心相对，平行于地面。

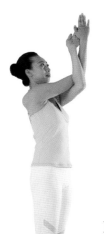

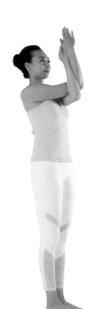

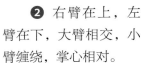

❷ 右臂在上，左臂在下，大臂相交，小臂缠绕，掌心相对。

❸ 始终保持脊柱的延展，伴随吸气，大臂向上，伴随呼气，小臂远离面颊。

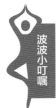

波波小叮嘱

　　在进行扭臂式时，大家很容易出现的错误就是耸肩膀，造成肩部的紧张，试着放松下来，让双肩远离耳朵，更多地去感受大臂外侧的拉伸，进一步强化大臂肌肉，使其变得紧实有弹性。

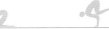

YOGA·通过瑜伽的锻炼，那些杂染便会被知识之光去除，生出明辨的智慧。

手臂交叉式

功效：充分伸展手臂肌肉，促进脂肪燃烧，使上臂肌肉得到有效锻炼，收紧"蝴蝶袖"，塑造美丽双臂，同时也可以预防"副乳"和减少"游泳圈"的产生。

功法：

❶ 双腿自然盘坐于垫子上，腰背挺直，双手放于双膝上方，双肩放松下沉，视线平视前方。

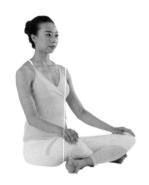

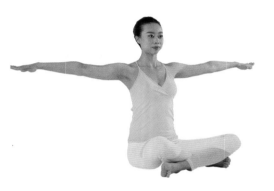

❷ 吸气时，双臂由体侧打开向上，与地面保持平行，掌心向下，充分感受力量从大臂的根部延展向每根手指尖。

❸ 呼气，手臂上举，掌心相对，视线看向手指，保持双肩下沉，脊柱延展。

❹ 吸气，头部还原，呼气，低头向下颌找锁骨，同时手背交叠，感受手臂的伸展，保持5～8组呼吸，手臂回落放松。

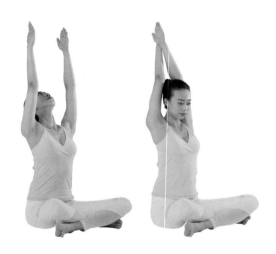

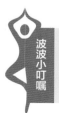波波小叮嘱

练习过程中，要尽可能多地去感受手臂的伸展，保持腰背脊柱的直立，均匀耸肩，坐骨坐实垫面，保持身体的平衡和稳定，这样才能达到预期的目的。

单腿侧板式

功效：强健手腕、手臂的肌肉力量，紧实双臂，减少脂肪，同时强化腰腹部核心区域的力量。

功法：

❶ 斜板式准备，双手在双肩正下方，臀肌夹紧，核心稳定。

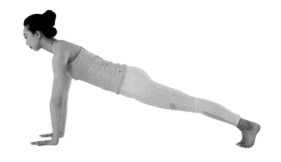

❷ 将右手调至身体中轴线上，身体翻转向左，右臂支撑，左臂上举，右脚脚掌外侧边缘推地面，将左脚放于右脚上，脚掌内边缘贴合。保持身体的稳定。

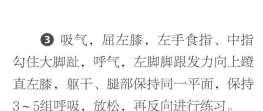

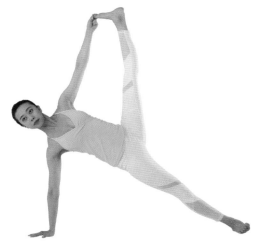

❸ 吸气，屈左膝，左手食指、中指勾住大脚趾，呼气，左脚脚跟发力向上蹬直左膝，躯干、腿部保持同一平面，保持3~5组呼吸，放松，再反向进行练习。

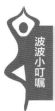 波波小叮嘱

初学者手臂力量不足，可以先从侧板式练起，注意腕关节、肘关节，有不适时马上停止。

手臂屈伸式

功效：拉伸手臂肌肉，减少赘肉，美化手臂。

功法：

❶ 站立在垫上，保持躯干稳定，双腿并拢收紧，双臂上举，掌心合十，拇指交扣，视线平视前方。

❷ 屈手肘向后弯曲，双臂垂直于地面，胸腔打开，脊柱延伸，保持5～8组呼吸，手臂还原放松。

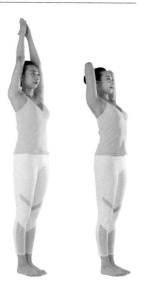

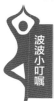

波波小叮嘱　要将注意力放在手臂肌肉的伸展上，保持躯干的稳定直立，挺胸抬头。

四肢支撑式

功效：加强手臂肌肉的力量，美化双臂线条，同时增加腕关节的灵活度。

功法：

❶ 双臂支撑，双手在双肩的正下方，身体保持一条直线，双脚脚趾蹬地成斜板式。

❷ 肘窝向前，弯曲手肘躯干向下，双臂夹紧身体，双脚脚跟用力向后，腹部、臀肌收紧，使身体形成一条直线，平行于距离地面20厘米左右的位置，保持3～5组呼吸后，俯卧放松。

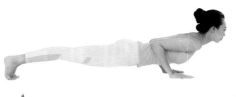

波波小叮嘱　初期习练，由于手臂力量不足，可以由俯卧，用双臂推起身体离开地面的方式保持，进行练习。收紧腰部、腹部，避免腰椎代偿，造成过度挤压产生腰痛。

鹭变化式

功效：消除手臂赘肉，轻松瘦手臂。

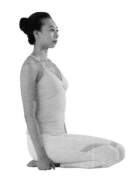

功法：

❶ 跪坐于垫上，臀部坐于双脚脚跟上，
双手自然垂放于身体两侧。

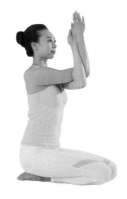

❷ 弯曲双臂，右臂在上，左臂在下，肘
关节重叠相交，双手掌心相对。

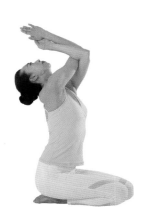

❸ 吸气，脊柱向上延展，呼气，仰头向后，
同时手臂上举，腰背部保持直立，视线看向指尖，
保持3～5组顺畅呼吸。还原放松，反侧练习。

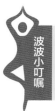

波波小叮嘱

　　头部后仰时，尽量保持躯干的直立和稳定，不塌腰，双肩放松，呼吸保持顺畅，不要
憋气，做到自己的极限处即可。

手臂回旋式

功效：充分伸展手臂，加强手臂肌肉锻炼，美化线条，使其更加紧实有弹性，同时可以增加腕关节的灵活性，减少运动损伤。

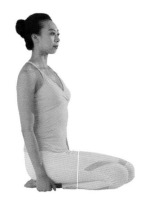

功法：

❶ 金刚坐姿坐于垫上，臀部坐于双脚脚跟上，背部直立，双肩下沉，目视前方。

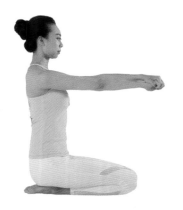

❷ 双臂体前平举，掌心向外，拇指朝下，右手在下，左手在上，双手交叉相握。

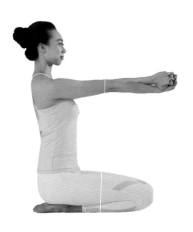

❸ 以肘关节为轴，双手由下往上，从双臂内侧翻转一圈，伸直手臂，保持2组呼吸，返回，放松。交换双手交握的方向，重复练习。

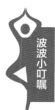

波波小叮嘱

相对僵紧的练习者，可以先做一些手腕的热身，再进行手肘翻转，避免出现拉伤。练习过程中出现酸痛感是正常现象，说明我们手臂的脂肪正在燃烧哦，坚持。

03

跪立伸展式

功效：充分伸展手臂，可牵引到肩部，消除手臂内外侧的多余赘肉，打造纤纤美臂。

功法：

❶ 跪立，双手在双肩的正下方，双腿分开与肩同宽，大腿垂直地面，小腿脚背压实垫面。

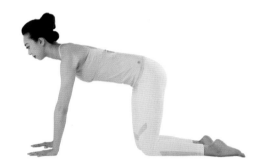

❷ 右侧小腿向外打开45°角，右臂支撑，身体转向左侧，左手扶髋，左腿伸直，脚尖外展触地。

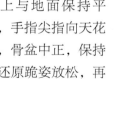

❸ 抬左腿向上与地面保持平行，左臂向上伸展，手指尖指向天花板，视线看向手指，骨盆中正，保持3~5组呼吸，身体还原跪姿放松，再进行反方向练习。

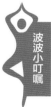

波波小叮嘱

整个练习过程中，要保持腹部、臀部及背部的收紧，减少下方手臂手腕的压力。身体转向侧面时，骨盆也要跟随扭转，转向正前方，保持稳定，更多地感受手臂、侧腰的伸展。

YOGA·通过瑜伽的锻炼，那些杂染便会被知识之光去除，生出明辨的智慧。

3.9 虐腹瑜伽：打造"马甲线"

工作压力大，生活不规律，饮食不节制，肠胃负担重，脂肪和赘肉就特别容易堆聚在腰腹周围，导致身体新陈代谢变差，腹部血液循环无法通畅、脏器温度低于正常水平。身体就会出于本能保护，囤积更多的脂肪以抵御寒冷，从而致使腹部积累的脂肪增多，造成恼人的腹部凸起。

虐腹瑜伽，挤压脏腑，排除毒素，理顺肠胃，还能帮助纤腰瘦腹，夏天到来，想要穿紧身的衣服，露出漂亮的小蛮腰，光减腹部的赘肉是不够的，拥有"马甲线"才是打造腹部的终极目标！

平板式

功效：强化腹直肌等腹部肌肉群，有效地燃烧腹部的脂肪，减少腹部赘肉，强化核心肌肉群力量，紧实腹部，打造"马甲线"。

功法：

❶ 俯卧在垫子上，双手十指交扣，双臂成60°夹角压实垫面。

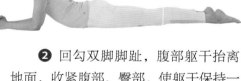

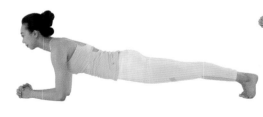

❷ 回勾双脚脚趾，腹部躯干抬离地面，收紧腹部、臀部，使躯干保持一条直线，保持平稳、顺畅的呼吸。

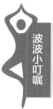

波波小叮嘱　　初期练习，腹部力量不足，容易造成塌腰翘臀，使腰部做代偿，会造成腰椎疼痛的问题，所以在练习时，一定确认好腹部是否收紧，尾骨向内卷，身体形成一条直线，保持时间根据自身腹部力量的逐步强化而延长。

船式

功效：有效地加强腹部肌肉力量，挤压按摩腹内器官，加速代谢，排除毒素，使腹部变得平坦紧实，同时可以刺激活动到髋关节，给骨盆输送新鲜血液，滋养内脏。

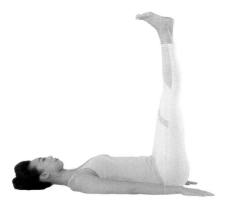

功法：

❶ 仰卧在垫子上，双腿并拢伸直，脚趾回勾指向天花板，双臂放在身体两侧，掌心向下。

❷ 吸气时，腹部主动发力，带动头部、躯干、双臂同时抬离地面，手臂与地面保持平行。双腿并拢伸直，与地面成45°角。保持3组呼吸，呼气身体还原。可以进行8～10组练习。

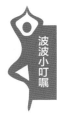
波波小叮嘱

将意识集中在后背和臀部，用臀部控制身体的平衡，感觉腰腹部的力量在不断增强，后背挺直，不要含胸弓背。

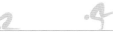

"V" 字式

功效：锻炼腰腹部肌肉力量，消除腹部多余的脂肪赘肉，紧实腹部，同时增强双腿肌肉韧性，伸展双腿，提高身体柔韧性。

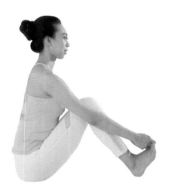

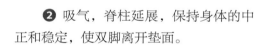

功法：

❶ 弯曲双膝坐于垫面上，双手食指、中指勾住大脚趾，背部直立，目视前方。

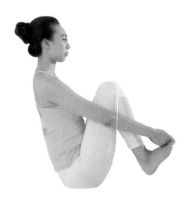

❷ 吸气，脊柱延展，保持身体的中正和稳定，使双脚离开垫面。

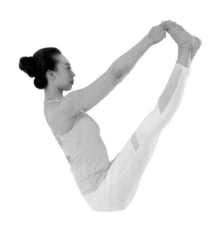

❸ 呼气，慢慢地蹬直双膝，身体成"V"字形，保持身体的平衡和稳定，保持5～8组呼吸，双脚回落放松。

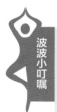

波波小叮嘱

练习时，腰背要始终保持伸展，才能启动强化腰腹肌的肌肉力量，起到减少腹部多余脂肪的功效。初学者，腿部后侧韧带僵紧，无法伸直双腿，可以使用伸展带辅助练习。

上伸腿式

功效：使下腹部肌肉群得到充分锻炼，强化肌肉力量，紧实平坦小腹。

功法：

❶ 仰卧，双腿伸直向上抬起，与地面垂直，双臂放于身体两侧，掌心向下。

❷ 呼气，双腿向下到60°、45°、30°角保持。

❸ 吸气，再由30°、45°、60°角上升至90°角，依次循环，进行5～8组练习。

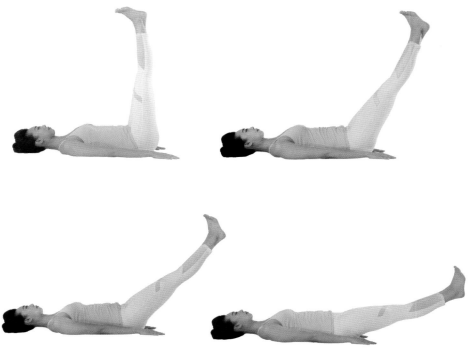

波波小叮嘱

　　练习过程中，要充分启动腹部的肌肉力量，不要靠腰部、肩膀、脖颈做代偿，试着放松脖颈、双肩，让下背部去贴合垫面，更好地刺激腹部肌肉群，使我们的练习更加有效。

蹬自行车式

功效：有效地刺激腹部肌肉群，促进腹部脂肪燃烧，塑造完美腹部线条。

功法：

❶ 仰卧，双腿并拢向上抬起与地面成90°角，双脚脚趾回勾，脚掌心朝向天花板，双臂放在体侧，掌心向下。

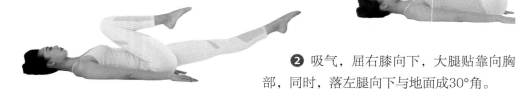

❷ 吸气，屈右膝向下，大腿贴靠向胸部，同时，落左腿向下与地面成30°角。

❸ 呼气，右腿向上蹬直，保持90°角，同时左腿屈膝贴靠向胸部。

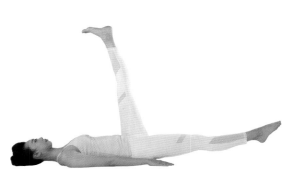

❹ 吸气，右腿向下与地面保持30°角，左腿蹬直向上90°角垂直地面。依次循环，像蹬自行车一样，进行多组练习。

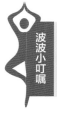

波波小叮嘱

　　练习时，要将腰背部贴实于垫面，避免腰部代偿，给腰椎造成损伤。双腿可以像蹬自行车一样向前蹬大圈，也可以向后反序蹬。

磨豆功

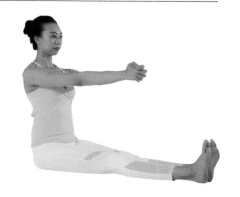

功效：有效燃烧腰腹部脂肪，减少赘肉，使腰部更加纤细，腹部更加紧实平坦，还可以帮助按摩腹内器官，缓解便秘。

功法：

❶ 直角坐姿坐于垫上，双腿伸直，脚趾回勾指向天花板，保持腰背部直立，双臂体前平举，掌心合十，十指交扣。

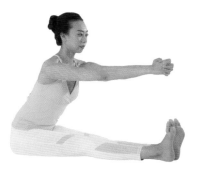

❷ 吸气，躯干带动手臂向前伸展，手臂保持水平，双膝下沉压实垫面，保持腿部的伸展，不屈膝。

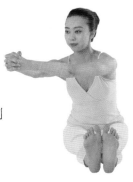

❸ 呼气，躯干带动手臂向右侧转动，臀部不离开垫面。

❹ 吸气，躯干向后靠，呼气，向左侧顺时针转动，画圈。进行5组练习后，逆时针转动。

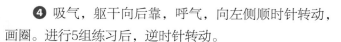

波波小叮嘱　　　练习时，要配合自己的呼吸，缓慢有序地进行。注意不要刻意呼吸，要根据自身情况，平稳均匀地呼吸。初期练习，转动幅度可以略小，始终保持手臂伸直，就像磨豆子一样做圆周运动。

YOGA·通过瑜伽的锻炼，那些杂染便会被知识之光去除，生出明辨的智慧。

炮弹式

功效：启动腹部肌肉群，加强肌肉力量，减少腹部脂肪赘肉，使腹部平坦紧实，同时排除体内废气，缓解便秘情况。

功法：

❶ 仰卧在地面上，双腿伸直，并拢，双臂放于身体两侧，掌心向下。

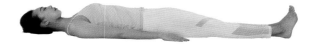

❷ 屈右膝向上，双手环抱小腿胫骨，大腿贴靠向腹部，吸气，脊柱延展，呼气，上背部离开地面，鼻尖找膝盖，保持5～8组呼吸，换左腿。

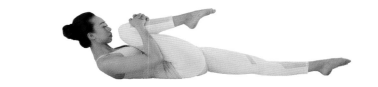

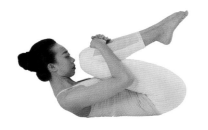

❸ 吸气，屈双膝向上，双手环抱双腿，呼气，鼻尖找膝盖，每一次呼气，鼻尖再靠向双膝，背部远离地面。坚持5～8组呼吸，仰卧放松。

波波小叮嘱

练习时，要配合均匀的呼吸，一吸一呼深入而缓慢。单侧腿练习时，要伸展下方腿，不要弯曲，以免影响练习效果。

双腿交叉摆动式

功效：强化下腹部肌肉力量，使下腹部肌肉收紧，有效地包裹、稳定骨盆。

功法：

❶ 坐姿，屈双膝，大小腿成60°角，脚掌压实地面，双手放在臀部后方约两个手掌的位置上做支撑，胸腔扩张，背部直立，不耸肩。

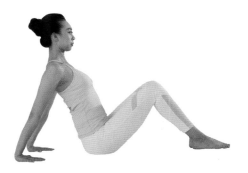

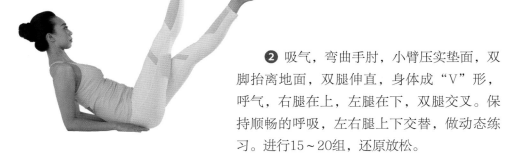

❷ 吸气，弯曲手肘，小臂压实垫面，双脚抬离地面，双腿伸直，身体成"V"形，呼气，右腿在上，左腿在下，双腿交叉。保持顺畅的呼吸，左右腿上下交替，做动态练习。进行15～20组，还原放松。

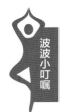

波波小叮嘱

　　手臂只是在身体后方做支撑，不要把全身重量都压到手臂上，后背始终保持直立，双肩下沉，感受下腹部肌肉力量。

YOGA·通过瑜伽的锻炼，那些杂染便会被知识之光去除，生出明辨的智慧。

半月式

功效：消除腰侧、臀部外侧及大腿外侧过多的脂肪；舒缓下背痛。缓解坐骨神经痛；改善双脚的血液循环；提升专注力。

功法：

❶ 四肢伸展式，双臂侧平举掌心向下，双腿分开一腿长的距离，左脚内扣30°角，右腿外旋90°角，直线平视前方。

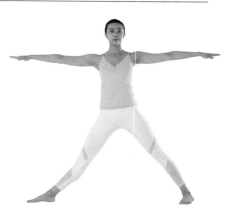

❷ 呼气，右臂带动身体向右倾斜，右手落于离右脚约30厘米处，指尖触地；同时左腿向上抬起，使左腿与躯干成一条直线，左脚脚趾回勾，趾尖朝前，左手扶髋。

❸ 保持躯干稳定，吸气，身体向左侧翻转，左臂向上伸展，转动头部向上，视线看向左手指尖，双手手臂成一条直线；身体重量放在右脚和右臀上，保持2～3组呼吸，还原站姿放松。再进行反方向练习。

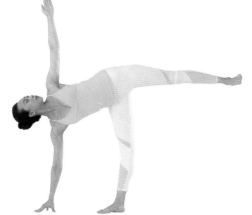

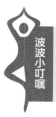

波波小叮嘱

初学者，为了使下背部更轻松些，可以以背部靠墙开始，先去找寻根基的稳定。也可以在手部下方放一块瑜伽砖进行辅助练习，充分地调动腹部核心肌肉力量。

双腿摆动式

功效： 收紧腹外斜肌、腹直肌，有效减少腰围赘肉，使腰部线条更加完美。

功法：

❶ 仰卧，双手互抱手肘放于头部后方，双腿伸直并拢，腰背部压实垫面。

❷ 吸气屈膝，大腿垂直，小腿贴于大腿，脚尖离开垫面。

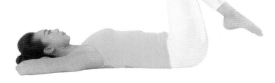

❸ 呼气，双腿转向右侧，成45°角，躯干保持不动，吸气收回，呼气，转向左侧，距离地面45°角。左右算一组，进行10组练习。

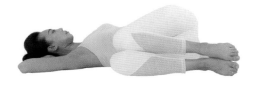

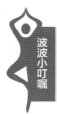

双腿倒向一侧时，躯干要保持稳定，双肩压实垫面，同时，不要让腰椎下方离开垫面，而是要有沉向垫面的力量，避免因腹部力量不足造成腰部代偿而产生腰部疼痛的问题。

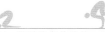

3.10 纤腰瑜伽：人人都是"小腰精"

很多MM都会因为腰腹部赘肉堆积而烦恼，看着自己的"水桶腰"，望着她人的杨柳细腰，好生羡慕啊，可是又不舍得放弃美食，那肚子上的小肉肉该怎么办？自然运动是少不了的，想要紧实的腹部，消除肚子上的赘肉，塑造腰腹线条，怎样才是最快速有效的呢？这一章我们就用瑜伽的方式练起来，还你紧致的小蛮腰！

风吹树式

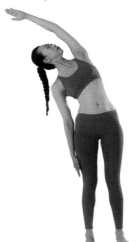

功效：伸展侧腰肌、腹外斜肌、背肌，刺激腰部、腹部肌肉群，减少多余的脂肪赘肉，美化腰部曲线。

功法：

❶ 山式站立准备，将双脚分开与肩同宽，双手放于身体两侧，目视前方。吸气时，左臂向上抬起。呼气时，身体向右弯曲，左臂延伸向远方，保持3~5组呼吸，身体回正，进行反方向练习。

❷ 吸气时，双臂上举，掌心合十拇指交扣，呼气时，身体向右侧弯曲，指尖带动躯干向远处延展，手臂伸直，不耸肩，保持3组呼吸，再做反方向练习。

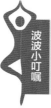

波波小叮嘱

风吹树式非常适合清晨练习，在姿势中获得稳如泰山的感受，在整个练习过程中，让双脚均匀压地，收紧臀部。在侧弯时要有意识地保持脊柱伸展，让躯干沿着上臂向远处延伸，配合呼吸，感受身心和谐。

三角伸展式

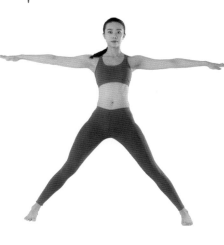

功效：延展脊柱，伸展侧腰，消除腰部赘肉，按摩腹内器官，促进消化代谢，滋养内脏，起到纤细腰围的功效。

功法：

❶ 四肢伸展式准备，展开双臂与地面保持平行，掌心向下，双脚分开一腿长的距离，脚趾指向正前方。

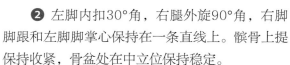

❷ 左脚内扣30°角，右腿外旋90°角，右脚脚跟和左脚脚掌心保持在一条直线上。髌骨上提保持收紧，骨盆处在中立位保持稳定。

❸ 吸气，脊柱充分延展向上，呼气，右臂带动躯干向右向下，从髋部折叠向下，将右手放于右腿胫骨处、脚踝或者右脚外缘的地面上，左臂向上，与右臂形成一条直线，头部保持中正，视线看向左手指尖，躯干、腿保持在一个平面内。保持3～5组呼吸之后，身体还原，再进行反方向练习。

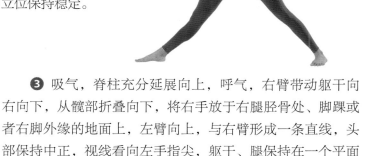

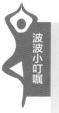 **波波小叮嘱** 保持后背的均衡分布，设想后背有面墙，让头、肩膀、臀部靠向墙面。如果是初学者，可以让后侧脚的外缘抵墙或者背部靠墙练习，保持身体的稳定，感受侧腰的伸展。

反三角式

功效：改善消化、循环系统的功能；锻炼并伸展小腿、大腿、腘绳肌腱和腹部肌肉群，提高身体的平衡能力和控制能力；拉伸脊柱，舒展侧腰，美化腰围曲线。

功法：

❶ 四肢伸展式准备，展开双臂与地面保持平行，掌心向下，双脚分开一腿长的距离，脚趾指向正前方。

❷ 左腿内扣60°角，右腿外旋90°角，身体顺势转向右侧，双臂侧平举。

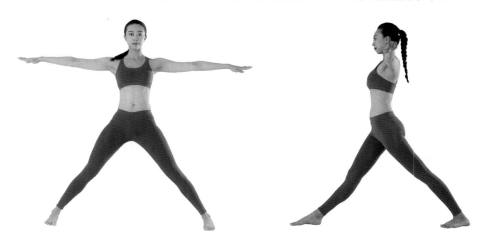

❸ 吸气，脊柱延展，呼气，躯干从腹股沟处弯折向下，将左手放于右脚外侧，右手朝向天花板，视线看向右手手指尖，保持3~5组呼吸，吸气，身体还原，呼气，再进行反方向练习。

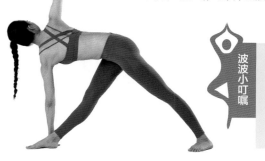

波波小叮嘱

初学者很难在体式中保持平衡和稳定，可以降低难度来练习。在下方手掌下面加瑜伽砖，或者将对侧手掌放于脚掌的内侧，而无须放于脚掌外侧，随着练习的加强，逐步完成最终体式动作。

三角转动式

功效：提高身体柔韧度，强健背部肌肉群的力量，滋养脊柱，按摩腹内器官，加速代谢，排除毒素，减少腰围赘肉。

功法：

❶ 四肢伸展式准备，双脚分开两肩半宽，脚趾指向正前方，双臂伸展保持一条直线，掌心向下。

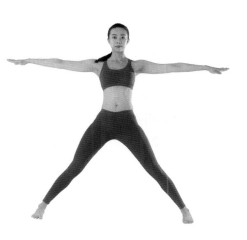

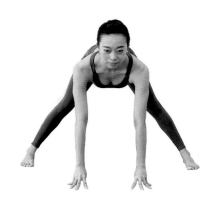

❷ 吸气时，胸骨上提，双肩下沉，视线平视前方。呼气时，身体从腹股沟处弯折向下，双手落于面部下方，伸展背部。

❸ 身体转向右侧，左手放于头部下方，右臂向上，指尖朝向天花板，双臂一条直线，垂直于地面，视线看向右手，保持躯干稳定，保持5～8组呼吸，身体还原，进行反方向。

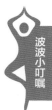波波小叮嘱

　　尽量保持脊柱、双肩、两侧肋、双腿的伸展，感受在扭转中骨盆的稳定。

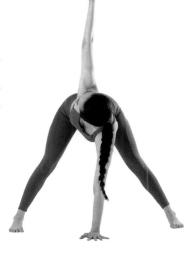

门闩式

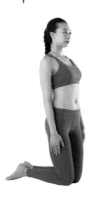

功效：按摩腹内器官，加速肌体代谢功能，消除侧腰多余的脂肪，重塑紧致身材。

功法：

❶ 跪立，双腿垂直地面，双手自然放于身体两侧，视线看向前方。

❷ 右腿向右侧伸展，脚尖点地，与左膝成一条直线，双臂侧平举，掌心向下。

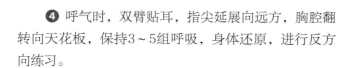

❸ 吸气时，脊柱延展，保持骨盆稳定。呼气时，右臂带动躯干向右弯曲，右手放于脚踝处，左手指向天空，视线看左手指尖。

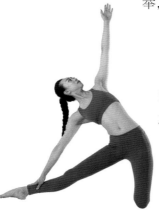

❹ 呼气时，双臂贴耳，指尖延展向远方，胸腔翻转向天花板，保持3～5组呼吸，身体还原，进行反方向练习。

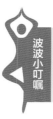

波波小叮嘱

身体向一侧弯曲时，手臂、胸部、臀部、腿尽量保持在一个平面内，要把意识更多地放在下侧腰部上，下侧腰部也要尽量地伸展，不要受到挤压。膝关节有损伤的人，要将髌骨上提，保护好膝关节，避免加重损伤。

射手式

功效：伸展与活动腰部，充分拉伸侧腰，使腰部线条更加完美、纤细。

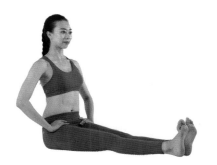

功法：

❶ 直角坐姿准备，坐骨坐实垫面，腰背部挺直，双手放于腿部上方，视线看向前方。

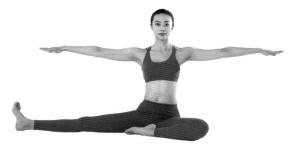

❷ 屈左膝，将左脚脚跟放于会阴处，右腿向旁侧打开，脚趾回勾，膝窝下沉贴垫面，手臂向两侧伸展平行于地面，掌心向下。

❸ 吸气，左臂贴耳；翻转掌心朝向面部。呼气，右手拉动躯干向下，将右臂放于小腿内侧，延展侧腰，视线看向天花板，保持5组呼吸，还原，再进行反方向练习。

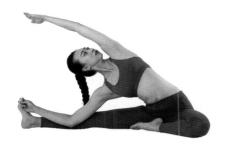

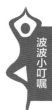
波波小叮嘱

伸展上方侧腰的同时，也要感受下方侧腰的伸展，不要过度伸展某一侧而导致另外一侧受到挤压。躯干保持在同一个平面，不要含胸驼背。

YOGA·通过瑜伽的锻炼，那些杂染便会被知识之光去除，生出明辨的智慧。

侧角伸展式

功效：有助于刺激肠胃系统的蠕动，加速毒素的排除，有助于减少腰围处的脂肪，同时可以强健腿部力量。

功法：

❶ 四肢伸展式准备，展开双臂与地面保持平行，掌心向下，双脚分开两肩半宽，脚趾指向正前方。

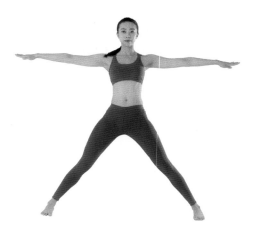

❷ 左脚内扣30°角，右腿外旋90°角，右脚脚跟和左脚脚掌心保持在一条直线上。屈右膝，大腿与地面保持平行，小腿垂直于地板，手臂平举，掌心向下。

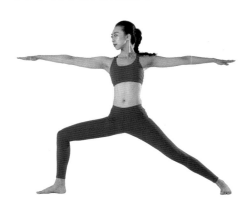

❸ 呼气，右臂带动躯干向右向下，将右手放于右脚外缘，掌心压地板。右膝朝向第二、三脚趾的方向，髋部打开，右臀向前推，使躯干、腿部在同一个平面内。左臂贴耳，延展向远方。感受侧肋、脊柱的延展。胸腔充分打开，视线看向天花板。保持3～5组呼吸。左臂带动躯干还原，调整呼吸，反方向练习。

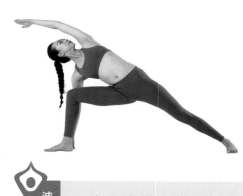

波波小叮嘱　如果颈部有问题请不要将头部转向上方，而是保持颈部与脊椎平行看前方，或者看向地板的方向。

118

直角转动式

功效：消除腰围上的多余赘肉，放松伸展背部肌肉群，缓解肩、颈、背的紧张与不适感。

功法：

❶ 站立在垫子上，双脚分开与肩同宽，手臂上举，双手掌心合十，拇指交扣指向天花板的方向。

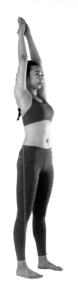

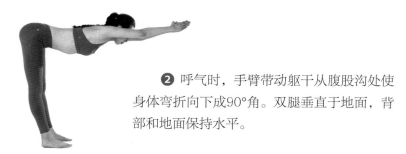

❷ 呼气时，手臂带动躯干从腹股沟处使身体弯折向下成90°角。双腿垂直于地面，背部和地面保持水平。

❸ 吸气，手臂带动躯干平移向右侧，保持2～3组呼吸，吸气还原，呼气平移向左侧，保持2～3组呼吸之后，身体还原正中，起身回到站姿放松。

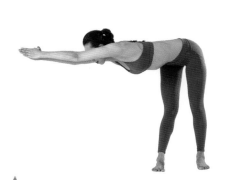 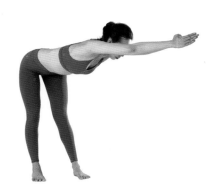

波波小叮嘱

身体弯折向下成直角时，重心不要放在脚后跟上，而是要将力量均匀地分配于整个脚掌。保持腰背部的伸展，呼吸顺畅。

YOGA·通过瑜伽的锻炼，那些杂染便会被知识之光去除，生出明辨的智慧。

眼镜蛇转动式

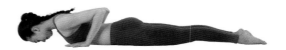

功效：灵活、滋养脊柱，按摩腹内脏器加速代谢排毒，有效强化腹内、腹外斜肌，减少侧腰腰围赘肉。

功法：

❶ 俯卧在垫子上，双腿并拢，额头点地，脚背压实垫面。

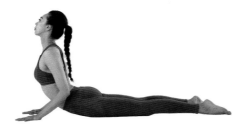

❷ 吸气，脊柱延展，双手放于胸部两侧，双脚分开与肩同宽，呼气，手臂推动身体向上，髋部不抬离垫面，腰椎不受挤压，双肩下沉，目视前方。

❸ 吸气，扩展胸腔，呼气，身体慢慢转向右侧，视线看左脚，吸气还原，呼气，身体转向左侧，视线看右脚，进行3～5组练习，俯卧休息。

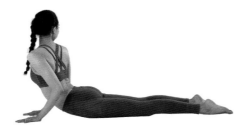

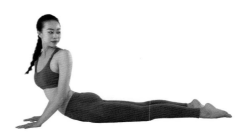

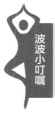
波波小叮嘱

手臂推起身体时，速度要慢，以免造成腰椎段的挤压，扭转过程中，始终保持双肩下沉，更多地感受腰背部肌肉的扭转和拉伸。

背部伸展扭转式

功效：使背部得到伸展，同时伸展两侧侧腰，使腰部肌肉群纤维强化，拉长，肌肉更有弹性，打造纤纤细腰，同时滋养按摩脊柱，促进全身血液循环。

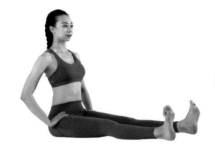

功法：

❶ 直角坐姿坐于垫面，双腿分开与肩同宽。

❷ 吸气，脊柱延展，呼气，右臂带动躯干向前向下，翻转右手手腕，虎口向下，抓住左脚脚掌外缘，小臂落于左小腿外侧。

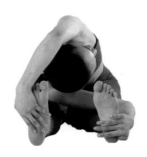

❸ 吸气，左臂向上，翻转胸腔朝向天花板，左手抓右脚，两侧侧腰等长，向头部的方向延展，感受背部、双腿的舒展。

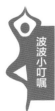

波波小叮嘱

初学者，不要过分追求体式的完美，更多地要感受身体的舒展。在保持坐骨稳定、双腿伸直的基础上，让躯干前屈拉伸并扭转，上方手可以指向天花板，同时伸展背部、侧腰。

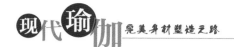
3.11 翘臀瑜伽：拥有维密翘臀

维密大秀引爆了全球的视觉盛宴，也掀起了一股健身狂潮。现在的女性朋友不再一味地追求以"瘦"为美，而是更多追求身体的质感与美感，比基尼桥、人鱼线、摩天大长腿，当然还要拥有一个紧实、圆润、丰满的臀部！最完美的臀围=腰围+30厘米（左右）。

亚洲人体质偏瘦，而臀部脂肪积聚又过多，再加上缺乏运动，臀部往往过早地下垂、扁平、缺乏曲线，身材看起来一马平川，缺少女性的美感。虽然瘦臀不是件易事，但是要想塑造小翘臀，往往要比塑造胸部曲线容易得多。有难度才能更好地塑造臀型，所以不用担忧，现在就让我们一起练起来。

 桥式

功效：刺激臀部，增强臀部肌肉力量，使臀部变得紧实有弹性，同时还可以伸展背部肌肉群，滋养脊柱，放松大脑。

功法：

❶ 仰卧屈双膝，双脚脚跟贴靠向臀部，踩实垫面，手臂放于身体两侧，掌心向下。

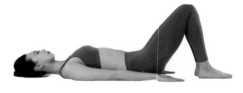

❷ 呼气，提髋向上，臀部、背部远离地面，十指交扣，双臂压实垫面，夹紧臀肌，保持5~8组呼吸，将脊柱逐节还原至地面。

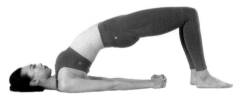

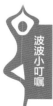

波波小叮嘱

在进入体式练习后，头部不要随意转动，以免损伤颈椎。体式保持时，双脚要踩实垫面，如果腰腹部力量不足，无法提髋部向上保持，可以将双手放于腰部两侧承托躯干。

单腿桥式

功效：提高脊柱和肩部的柔韧性，减轻疲劳状态，丰胸提臀。

功法：

❶ 桥式基础上准备，双脚并拢，双手放于髋部下方，肩峰压实垫面。

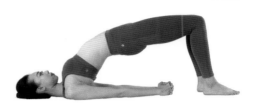

❷ 右脚向上抬起垂直地面，脚趾回勾，充分伸直腿部后侧，保持腹部、大腿，臀部的收紧，保持5～8组呼吸，还原，再进行反方向练习。

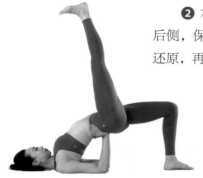

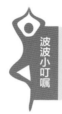

波波小叮嘱

头部不要随意转动，以免损伤颈椎。保持腰腹、臀肌的收紧，下方脚压实垫面，膝盖不要向外侧打开。

笨拙式

功效：促进血液循环，强壮腿部、臀部肌肉，伸展髋关节，预防关节炎，缓解腰椎疼痛。

功法：

❶ 站立，双脚分开与肩同宽，双臂体前平举，握空拳。

❷ 吸气，脚跟抬离地面。呼气，屈膝下蹲，大腿与地面保持平行，保持3～5组呼吸，吸气，起身向上，回到站姿，放松。

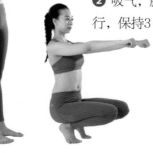

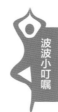

波波小叮嘱

初学者跟腱耐力较弱，腿部力量不足，做到以上动作也许会有些困难，可以在脚跟下方放瑜伽砖，以便脚跟也可以着力，有助于保持重心的稳定，调动臀部肌肉的启动。

舞姿式

功效：强健双腿、足弓肌肉，刺激、紧实臀部肌肉群，提升臀位线，使臀部肌肉更加有弹性。

功法：

❶ 山式站姿准备，屈右膝向后，右手抓脚背，脚跟贴于臀部，核心稳定，视线看前方。

❷ 吸气，左臂上举，呼气，手臂带动躯干向远向下，同时，右臂拉动右脚远离臀部，向后向上抬起，使大腿与地面保持平行，收紧臀肌，小腿外展向上，趾尖朝向天花板，髋部稳定。

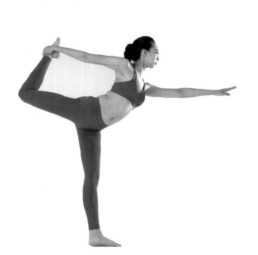

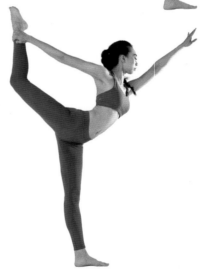

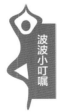

保持身体的平衡和稳定，注意力集中，下方注意腿伸直，不要翻髋。严重的腰椎病患者谨慎练习。

战士三式

功效：提高身体平衡，加强腿部小肌肉群组的肌肉耐力，增强双腿力量，紧实双腿、臀肌，提升臀位线，美化臀部。

功法：

❶ 战士一式准备，右腿屈膝90°角，小腿垂直，大腿平行于地面，左脚外缘踩实垫面，双手在头顶上方合十。

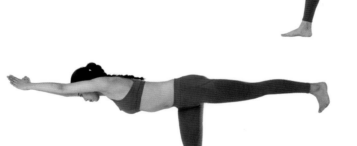

❷ 吸气，重心前移，右腿伸直，手臂带动躯干向前，呼气，左腿向上与手臂、背部成一条直线。髋部稳定，左脚回勾，脚跟发力向后蹬，收紧腹部，臀肌夹紧。

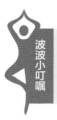

波波小叮嘱

初学者可能还没有掌握平衡，这个时候你要做一件事情，就是不论你的身体向前倾多少度角，你的腿就应该向后抬高多少度角，使身体和腿保持在一条直线上。

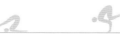

直角侧抬腿式

功效：收紧臀肌，使臀部外侧肌肉得到收紧、强化，减少髋部、腰部赘肉，美化臀部。

功法：

❶ 四足跪姿准备，双手在双肩正下方，手臂、大腿垂直地面，小腿、脚背压实垫面。

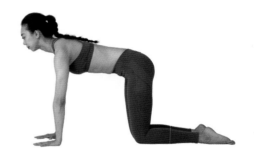

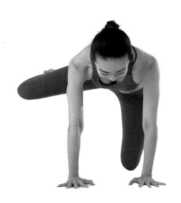

❷ 吸气，右腿向上抬起，膝盖与臀部保持水平，大小腿成90°夹角平行于地面。

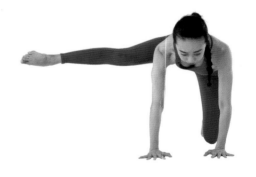

❸ 呼气，小腿向外侧伸展，大腿保持不动，重复8~10次，换左腿练习。

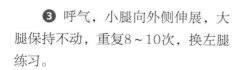

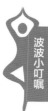波波小叮嘱

练习时，臀部会产生酸胀感，千万不要放弃，说明你的臀部肌肉在启动，脂肪正在燃烧，一定要坚持，次数可以根据自身的情况来逐渐增加，每天坚持练习会有很好的效果。

半弓式

功效：收紧大腿肌肉，防止臀部下垂，提升臀位线，美化臀部线条。

功法：

❶ 俯卧于垫子上，双腿伸直，双脚并拢，脚背压实垫面，下颌点地，双手放于身体两侧。

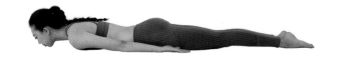

❷ 屈右膝向上，左手抓右脚脚背，右臂伸直向前。

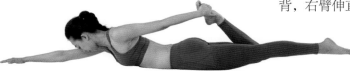

❸ 吸气时，脊柱延展，呼气时，双腿向上抬离垫面，右臂带动胸腔远离垫面，左手抓右脚脚背向上提，保持3～5组呼吸，还原放松，再进行反侧练习。

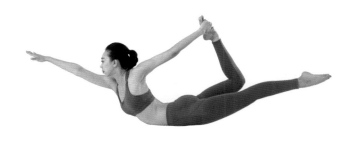

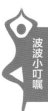

波波小叮嘱

将腿部向上抬起时，注意脊柱的延展，腰椎后侧不挤压，全程保持顺畅的呼吸，不要屏息。

桌式

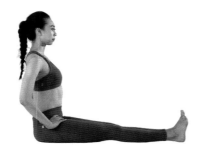

功效：锻炼强化全身肌肉力量，有很好的提臀瘦腿功效。

功法：

❶ 直角坐姿准备，双腿伸直，腰背部保持直立。

❷ 弯曲双膝，大小腿成60°夹角，双脚分开与肩同宽，脚掌踩实垫面，双手放于距离臀部后方一掌的距离，指尖指向臀部。

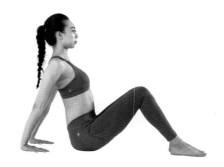

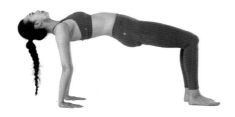

❸ 呼气，臀部抬离地面，使头部、躯干、大腿成一条直线，臀肌夹紧，髋部向上，保持5~8组呼吸，吸气，下颌微收，呼气，臀部向下坐于垫面还原放松。

波波小叮嘱

臀部向上抬起时，要收紧腹部核心的力量，不要把全身重量施加在手臂、手腕上，以免造成肘关节超出正常的生理曲度。头部和躯干保持一条直线时，不要后仰头部挤压颈椎，如颈部不适，可以试着让下颌找寻锁骨，缓解颈部不适。

虎式

功效：灵活脊柱，改善坐骨神经痛，收紧臀部肌肉，提臀瘦腿。

功法：

❶ 四足跪姿准备，手臂，大腿垂直于地面，背部伸展，不塌腰、不耸肩，双手在双肩的正下方。

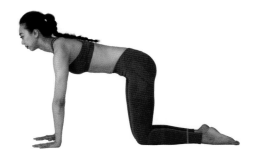

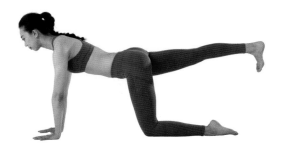

❷ 吸气时，保持脊柱直立，右腿向后蹬直，与地面保持平行。

❸ 呼气时，含胸、拱背、低头，膝盖找鼻尖。重复3~5组练习，换反方向进行练习。

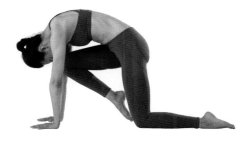

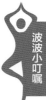
波波小叮嘱

在虎式中，抬腿向上的时候要保持腿部和背部成一条直线，不要塌腰，避免造成腰椎压力。屈膝、拱背时，要更加关注脊柱，加强脊柱的灵活性。

 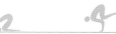

YOGA•通过瑜伽的锻炼，那些杂染便会被知识之光去除，生出明辨的智慧。

虎式平衡

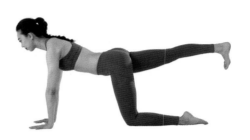

功效：调整脊柱，滋养背部神经，缓解坐骨神经痛，防止臀部下垂，消除臀部及腰部多余脂肪，美化臀型。

功法：

❶ 保持虎式姿势。手臂支撑，右腿向后伸直，与地面保持平行。

❷ 吸气，脊柱延展，左臂向上抬离垫面，和背部保持一条直线，感受背部的伸展，找寻左手指尖和右脚脚跟的延展力，充分伸展背部侧腰，收紧臀肌。

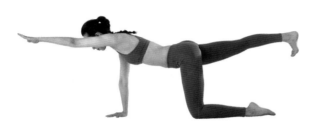

❸ 呼气，将重心调整在右臂上，左腿压实垫面。屈右膝向上，左手抓右脚，胸腔打开，双肩下沉，视线凝视前方固定的某一点。随着每次呼气，腿部持续向上抬高，通过手臂带动胸腔前侧充分伸展、打开。保持3～5组呼吸，还原至四足跪姿放松。再反方向进行练习。

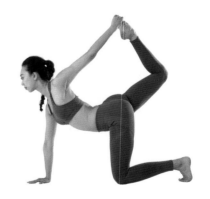

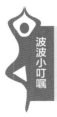 波波小叮嘱

动作不易太快，伸直的腿部切勿在身体后摆动，保持核心的收紧。严重腰部、背部疾病者慎做该动作。

3.12 瘦腿瑜伽：打造纤长美腿

两条修长的美腿，无论是穿裙子还是穿裤子，再配上各式花样的皮鞋，都能给你平添几分魅力。若你的腿又短又粗，那么超短裙、七分裤可就与你绝缘了。天天羡慕别人的大美腿，为什么不成为别人羡慕的对象呢？塑造大美腿其实并没有想象中那么困难，也不需要很复杂的动作，只要有决心，坚持每天练习，简单的动作也可以消除腿部脂肪，让你的美腿立现!

 ## 站立前屈式

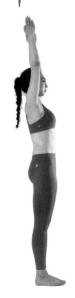

功效：伸展腿部后侧，有助于拉长腘绳肌，激发大腿内侧活力，重塑腿部线条。

功法：

❶ 站立手臂上举，大臂贴耳，掌心相对。

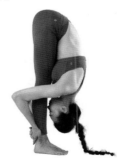

❷ 手臂带动躯干从腹股沟处俯身折叠向下，与双腿贴合，双手环抱脚踝，双腿垂直于地面，保持5～8组呼吸，身体缓慢还原。

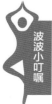

波波小叮嘱

对于初学者，腿部后侧韧带僵紧，身体弯折向下时，可以在双肩正下方，放两块瑜伽砖，将掌心或者指尖放在砖面上，先去体会背部伸展及腿部后方的舒展，不要急于低头，拱背或让头部去找腿就失去了练习的意义。

战士一式

功效：加强腿部肌肉的力量，紧实腿部，加强肌肉耐力，提升平衡感。

功法：

❶ 山式站姿准备，双手扶髋，左侧腿向后迈一大步，左脚成45°角，脚掌压实垫面，右侧腿屈膝成90°角，小腿垂直，膝盖不超过脚趾，大腿平行于地面。

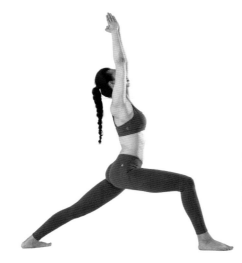

❷ 双手由体侧向上高举过头顶，掌心合十，拇指交扣，视线看向掌根指尖，保持5～8组呼吸，还原，再进行反方向练习。

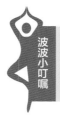

波波小叮嘱

保持髋部的稳定，髋部朝向正前方，手臂充分伸展，不耸肩，不塌腰。
初学者练习，容易造成骨盆倾斜，可以将后侧脚脚跟抬离垫面，更利于髋部的稳定。

战士二式

功效：预防腿部痉挛，强健腿部肌肉力量，紧实双腿，强健肌肉耐力，提高自控能力。

功法：

❶ 四肢伸展式准备，双腿打开两肩半宽，双臂侧平举，掌心向下。

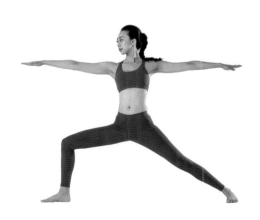

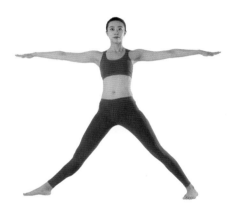

❷ 左脚内扣30°角，右腿外旋90°角，右脚脚跟和左脚脚掌心保持在一条直线上。大腿上提保持收紧，骨盆处在中立位保持稳定。

❸ 吸气，脊柱向上延展，呼气，屈右膝向下，小腿垂直，大腿平行于地面，膝盖不超过脚趾，视线看向右手手指尖。保持5~8组呼吸，转向反侧练习。

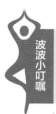

波波小叮嘱

髋部保持中立位，躯干垂直于地面，不倾斜。

蹲式

功效：伸展、强化大腿内侧肌肉群，减少腿部脂肪，紧实大腿内侧，强健脚踝。

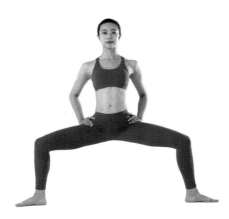

功法：

❶ 双腿分开两肩半宽，屈双膝向下，大腿与地面保持平行，膝盖不超过脚趾，双膝朝向第二、三脚趾的方向。

❷ 常规练习：吸气，脊柱延展，呼气，屈膝下蹲。吸气起，呼气蹲，动态练习8~10组。

❸ 加强练习：吸气，脊柱延展，呼气，屈膝下蹲，保持3~5组呼吸，吸气起身放松，呼气屈膝向下的同时，将双脚脚跟抬离地面，保持3~5组呼吸，还原放松。

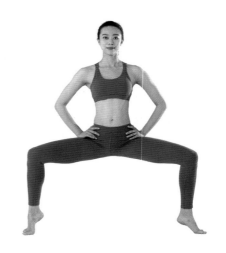

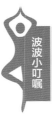 波波小叮嘱

　　下蹲时，躯干与地面保持垂直，双膝外展，不要塌腰翘臀，要尽可能地保持，做到自己的极限，会有很好的瘦腿效果哦。

03

神猴哈奴曼式

功效：伸展腿部肌肉，保持腿部健康，美化双腿线条。

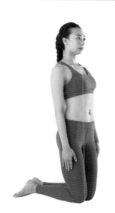

功法：

❶ 跪立在垫子上。

❷ 右脚向前迈一大步，将双手放于身体两侧，脚跟触地。

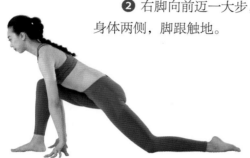

❸ 吸气时，核心收紧，骨盆摆正。呼气时，右脚向前蹬，左脚向后延伸，将双腿贴于垫面，保持髋部稳定，双手胸前合十。保持3～5组呼吸，还原，反侧进行练习。

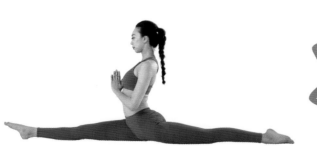

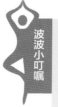

波波小叮嘱

掌握这个体式需要很长的时间，练习者必须每天做出一些努力，循序渐进地进行练习，以免造成韧带拉伤。

坐角式

功效：拉伸背部、腘绳肌、大、小腿内侧肌肉群，有效减少多余脂肪，紧实双腿。

功法：

❶ 双腿打开，形成一个大大的"V"字坐于垫面上，骨盆保持正位，让坐骨尖压实垫面。双腿伸直，膝窝下沉贴于垫面，双脚脚趾回勾指向天花板。

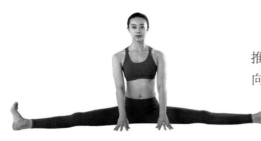

❷ 双手置于身体前方，吸气，双手推动垫面，胸腔打开，后背脊柱充分延展向头顶的方向。

❸ 呼气，双手带动躯干从髋部折叠向前、向下，腹部、胸腔、额头依次触地，保持5~8组呼吸，双手推动垫面慢慢起身，双腿收回放松。

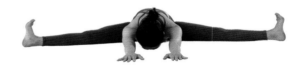

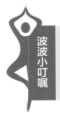

波波小叮嘱

初学者，双腿或下背部感觉受限，可以在腹部下方垫上抱枕。俯身向下时，髋外侧要向内朝臀部收紧，稳定骨盆。

直挂云帆式

功效:这个体式可以增强腿部肌肉力量,拉长腿部肌纤维,紧实臀部,提高臀位线,使腿部更加纤长。

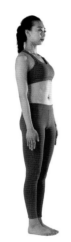

功法:

❶ 山式站姿准备,腹部核心收紧,臀部夹紧,保持躯干稳定。

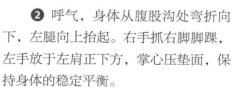

❷ 呼气,身体从腹股沟处弯折向下,左腿向上抬起。右手抓右脚脚踝,左手放于左肩正下方,掌心压垫面,保持身体的稳定平衡。

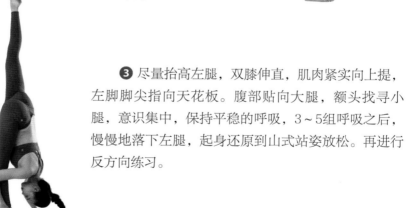

❸ 尽量抬高左腿,双膝伸直,肌肉紧实向上提,左脚脚尖指向天花板。腹部贴向大腿,额头找寻小腿,意识集中,保持平稳的呼吸,3~5组呼吸之后,慢慢地落下左腿,起身还原到山式站姿放松。再进行反方向练习。

波波小叮嘱

对于初学者,体式难度较大,需要高度地集中意识,保持核心收紧才能使身体保持平衡稳定,可以循序渐进地完成练习。心脏病、高血压患者慎做。

 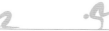

9 海狗式

功效：充分伸展大腿前侧肌肉，伸展髂腰肌，美化大腿及小腿曲线，使双腿肌肉结实有弹性，同时纤细手臂、侧腰。

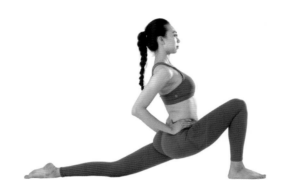

功法：

❶ 新月式准备，右腿在前，小腿垂直于地面，左腿在后，小腿脚背压实垫面，脚趾指向正后方。双手扶髋放于身体两侧。

❷ 吸气时，伸展脊柱，屈左膝向上，脚趾指向天花板，双手抓左脚脚踝。呼气时，扩展胸腔，同时，左髋向下沉，感受左大腿前侧的伸展，保持5～8组呼吸，回到大拜式放松，再进行反向练习。

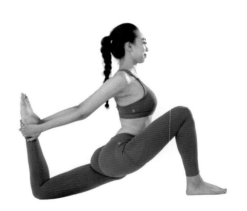

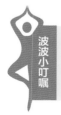

波波小叮嘱

　　处于前侧的腿，膝盖不要超过脚趾，后侧的腿，最容易出现的问题是会将膝盖头直接与垫面接触，给膝关节造成损伤。所以尽量要将后侧腿的大腿前侧靠向垫面，如果膝关节还是有疼痛感，可在膝关节下方垫毛毯，缓解压力。

毗湿奴式

功效：有助于拉伸腿部的韧带，矫正弯曲的腿骨，让双腿变得更加笔直纤细。

功法：

❶ 右侧卧卧于垫子上，弯曲手肘，将右手放于头部下方支撑，身体保持一条直线。

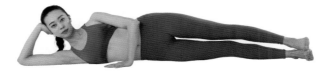

❷ 吸气，屈左膝，左手食指和中指勾住左脚大脚趾。

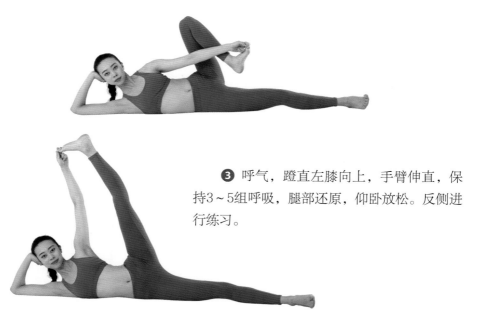

❸ 呼气，蹬直左膝向上，手臂伸直，保持3～5组呼吸，腿部还原，仰卧放松。反侧进行练习。

波波小叮嘱　　保持过程中，身体会不稳定地向后倒，所以自己要有意识地控制整个髋关节垂直地面，收紧臀肌，保持躯干的稳定，想象身体后方像有堵墙一样，充分感受腿部韧带的拉伸。

苍鹭式

功效：拉伸大小腿肌肉群，消除萝卜腿和水肿现象，加速静脉血液循环，预防静脉曲张。

功法：

❶ 双腿向前伸直坐于地面，弯曲右膝向后，把右脚放在右侧髋关节处，脚趾向后，左腿保持伸直，双膝并拢，成半英雄坐姿。

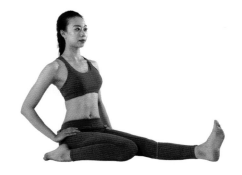

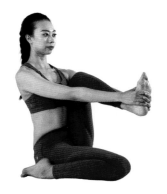

❷ 吸气，屈左膝，双手环抱左脚脚掌，背部挺直向上。

❸ 呼气，左膝蹬直，左腿贴靠向胸腔。伴随着每一次呼气，双手拉动左腿再靠向躯干的方向，保持5～8组呼吸，再进行反方向练习。

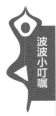

波波小叮嘱

　　如果有严重的膝关节损伤问题，应避免半英雄式的坐姿，可以保持双腿伸直。

　　进入体式时，要时刻关注脊柱的直立，腿部后侧韧带僵紧，可以选择用伸展带辅助练习，降低腿部抬起的高度。

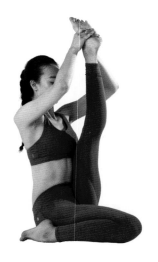

幻椅式

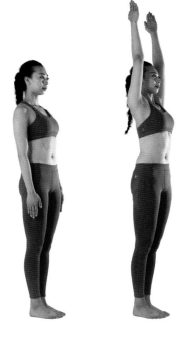

功效：可以强健脊柱、伸展双肩、背部、手臂，加强腿部力量，紧实双腿，优化腿部线条。

功法：

❶ 山式站姿准备，双脚并拢，腰背挺直，骨盆中立，手臂垂放于身体两侧。

❷ 吸气，手臂经体前向上高举过头顶，大臂贴耳，掌心相对，双肩放松下沉，视线看向正前方。

❸ 呼气，屈膝向下，臀部后移，尾骨内收，膝盖不超过脚趾，大腿尽量与地面保持平行，手臂在背部的延长线上，保持一条直线，身体像坐在椅子上一样，保持核心的稳定，保持3～5组呼吸，起身直立放松。

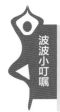

波波小叮嘱

屈膝向下时，膝盖很容易超过脚趾的方向，给膝关节处造成过大的压力，同时容易出现臀部上翘，塌腰的现象，不能使脊柱更好地延展，腰椎段容易受到挤压，还容易影响到手臂肌群的伸展。

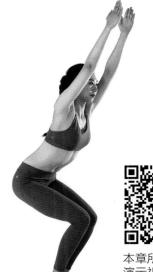

本章所有姿势的演示视频，请扫二维码下载观看。

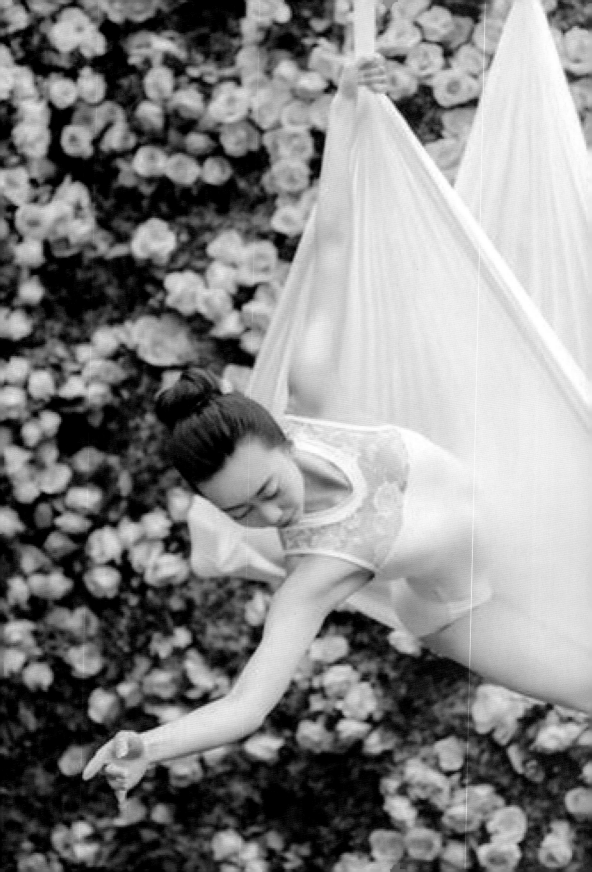

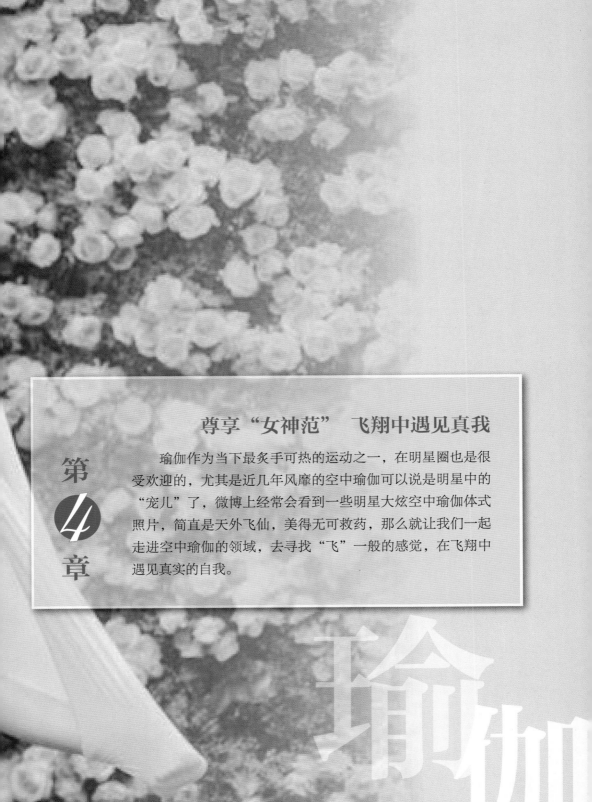

尊享"女神范" 飞翔中遇见真我

第4章

瑜伽作为当下最炙手可热的运动之一，在明星圈也是很受欢迎的，尤其是近几年风靡的空中瑜伽可以说是明星中的"宠儿"了，微博上经常会看到一些明星大炫空中瑜伽体式照片，简直是天外飞仙，美得无可救药，那么就让我们一起走进空中瑜伽的领域，去寻找"飞"一般的感觉，在飞翔中遇见真实的自我。

4.1 飞翔之始：走进空中世界

在所有的瑜伽体式中，空中瑜伽是最能挑战身体极限的，让身体各部位超能发挥，让身体达成一个完美的展现，同时极端地释放出身体的潜能，使每一个动作都完成的比较彻底和极致，堪称美妙绝伦，如诗如画。

 ## 什么是空中瑜伽

空中瑜伽又称为反重力瑜伽，其力量原理来源于物理运动学，由顺重力、向心力、反重力三大原理相结合。空中瑜伽与传统瑜伽不一样，是利用"反重力吊床"（一种由丝质纤维制成，承重高达900千克的特别器具）来辅助完成传统的哈他瑜伽体式的一种新的练习方式。吊床打开时形似秋千或吊床，闭合时又如豆荚，供练习者冥神宁思。

空中瑜伽的灵感来自于物理治疗的牵引和悬吊，通过自身重力将被挤压的脊柱伸展开来，尤其适合肩颈僵硬、腰椎间盘病变的人群练习。利用悬吊在半空的吊床来支撑身体，保持身体的平衡，并通过地心引力达到身体深层的伸展，使表层的皮肤、肌肉以及深层的淋巴、血管及神经都能得到有效的刺激。

就像在空中玩"秋千"一样，在这个过程中完成一系列简单且颇具高难度的动作。练习者可以通过练习加深体式的伸展、阻力和正位，消耗身体热量，具有高效的放松、疗愈、瘦身的效果，让身体看起来更加柔美，同时更具有趣味性和互动性。

空中瑜伽的魅力所在

空中瑜伽糅合着传统哈他瑜伽的体位法、太极的圆融和普拉提的力量，同时又融入舞蹈的优雅，是众多美眉推崇的运动项目之一。

当然，空中瑜伽的好处还有很多，首先可以排毒瘦身，吊绳缠绕在腹股沟和腋下的淋巴腺区域，特别适合有瘦身排毒需求的人群练习，坚持长期练习之后，手臂、副乳、臀部、大腿明显变瘦。同时，利用空中瑜伽不稳定的原理和状态，还能锻炼到核心力量，让核心肌肉群自然收紧，增强腰腹部肌肉的力量，从而减少腰腹部多余的脂肪，促进肠胃蠕动，加速代谢，紧实平坦小腹。

空中瑜伽还能改善僵硬疲惫的身躯，提高自身免疫能力，充分拉伸后会让身姿变得更加挺拔，体态更加优美。

空中瑜伽不仅可以帮助你释放压力，打造优美体态，练习中唯美的画面也会让人心情更加愉悦，和伽友一起进行空中瑜伽的练习，更能在互动中增加交流、增进彼此的亲密感。看了这么多，你还不赶紧follow起来！

你可以和我一起飞吗

由于需要在空中保持平衡，初学者要放开恐惧，只要能稳定呼吸便可减轻摇晃，也可将吊床位置调低来增加安全感。虽然空中瑜伽适合大部分人群练习，但怀孕及高血压、心血管疾病、青光眼、骨质疏松、关节炎、头部有伤的人群应避免练习，而月经期间也不应进行空中瑜伽中的倒置体式练习。

我们的着装也是有要求的：为了避免出现摩擦损伤，建议大家穿着带袖的紧身上衣，裤子也要选择过膝的紧身长裤，不要穿着宽松衣物，避免缠绕；女生建议盘发或束发，不要散发，避免和吊床发生缠绕，也不要留长指甲，以免造成损伤。初学者建议准备专业防滑手套和瑜伽防滑袜。练习中不要佩戴任何尖锐的饰品，以免破损吊床织布，造成危险。

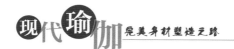
4.2 空中起个飞：让我们做好飞翔的准备

在所有的瑜伽体式中，空中瑜伽是最能挑战身体极限，让身体各部位超常发挥，也是能让身体达到一个完美的展现，极端地释放出身体的潜能，使每一个动作都美妙绝伦，如诗如画。

下面我会给大家介绍空中瑜伽的七个基本动作，在后面章节中会频繁出现，所以大家一定要认真阅读，掌握方法，才能完成后面章节的练习哦。

 ## 基本站姿

功法：

❶ 站在吊床后面，双手由上至下捋动吊床，将右脚脚掌踩于吊床上，右膝超出吊床，脚掌平行于地面，双臂伸直向上抓握吊床，左脚脚趾尖点地，保持双肩下沉，视线看向前方。

❷ 吸气时，手臂发力，左脚微微离开地面，随吊床轻轻摆动，寻找吊床的中垂线位置，呼气，背阔肌发力，双臂上提，右腿伸直，右脚向下踩压吊床，站到吊床上，左脚外八字勾住吊床，双手放于耳部旁侧，手肘两侧打开成一条直线。

❸ （返回）双手调整至双肩两侧，双手抓握吊床，屈右膝，左腿伸直向下，有控制地使身体还原回到地面。（左侧腿同理）

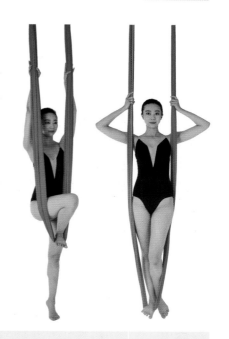

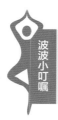 波波小叮嘱

初学者要放开恐惧，我们这才是刚刚开始，空中瑜伽的练习中很重要的一步就是寻找吊床的中垂线，这样才能让我们更加稳定地在吊床上进行练习。

基本坐姿

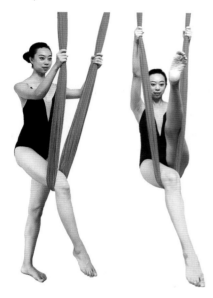

功法：

❶ 站在吊床后面，将右侧腿放在吊床上，膝窝压吊床，双手抓吊床。

❷ 将双手调至略高于头顶的位置，双手紧握吊床，重心向后，臀部向下，右膝向下压，左脚从吊床中间迈进。

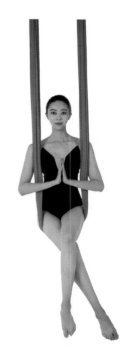

❸ 背阔肌发力，手臂带动躯干起身直立，左右腿交替向前移动，直至将臀围线下方调整坐于吊床上，可以将双手在胸前合十，也可以将手臂向两侧打开。

❹ （返回）双臂伸直向上抓握吊床，背阔肌发力，手臂向上，使臀部离开吊床，左脚落地，右脚落于左脚前点，双脚脚跟离开地面，转动肘窝向外，脚跟落地，手臂还原于身体两侧。

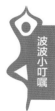

波波小叮嘱

基本坐姿就像是"荡秋千"一样，会让大家放下恐惧感，寻找童年的乐趣。

空中瑜伽中会融入很多的舞蹈元素，所以，要时刻保持自己的优美体态，把自己想象成芭蕾舞演员一样。

肩部吊带

功法：

❶ 站在吊床前面，双手两侧抓握吊床，将吊床与肩胛骨下缘的位置贴合。

❷ 身体向后倚靠在吊床上，屈双膝，双脚分开与髋同宽，大小腿成90°角，手臂打开侧平举，掌心向下，就像坐在一张椅子上。

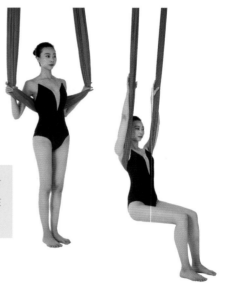

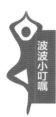

波波小叮嘱

吊床放置的位置是在我们肩胛骨的下缘，如果是女性，就很轻松地知道把它放在内衣扣带的地方就好了，绝对不是腋下。

手腕缠绕

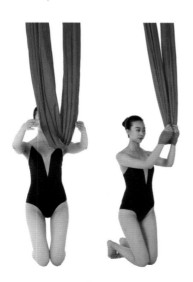

功法：

❶ 跪立或者坐立在吊床后方，双手放于吊床外侧做"环抱"状。

❷ 双手由外向内再向外，翻转手腕，虎口在上，吊床缠绕手腕，双手抓握吊床，拳心相对，或者十指交扣。

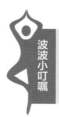

波波小叮嘱

要抓至吊床的最下缘，缠绕后要将吊床抓握在掌心中，不要像带了枷锁那样。

骨盆吊带

功法：

❶ 站在吊床的前面，将吊床对折，边缘线对齐，转过身来，背对吊床，双手在体后抓握吊床，拇指在外，四指在内，手背朝外，四指朝下，双臂分开比髋部宽的距离，核心收紧，踮脚尖，脚跟离地。

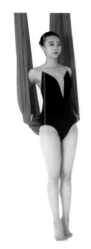

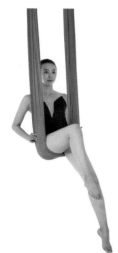

❷ 手臂用力下压，核心启动，臀部向后跳入吊床中，包裹整个臀部，前侧边缘与臀围线贴合，后侧边缘贴合骶骨，双臂伸直向上抓握吊床，右脚向上离开地面，左脚尖点地，寻找吊床的中垂线。

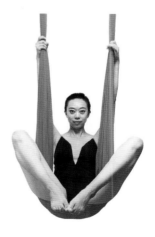

❸ 待吊床平稳，左脚离开地面，双脚脚尖相对，双膝向两侧打开。

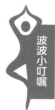

波波小叮嘱

双手下压吊床时，距离一定要大于髋部，避免臀部压到手上。不要着急使双腿离开地面，要找到吊床的中垂线，才能更稳地停留在吊床上。

骨盆绕带

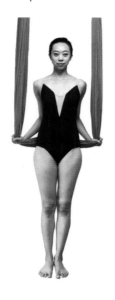

功法：

❶ 站在吊床前面，背对吊床，双手在体后抓握吊床，拇指在前，四指朝后，虎口下压，双手分开比髋部宽，将吊床放于骶骨后面。

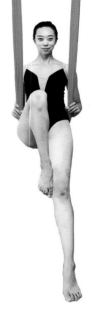

❷ 躯干向后倾斜，掌心下压，使骶骨的位置压在吊床上，右腿屈膝向上，左脚尖点地，找中垂线。

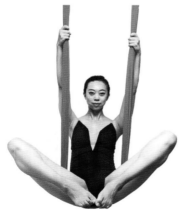

❸ 吊床稳定后，双脚向上，脚尖相触，双膝向两侧打开，手臂伸直向上抓握吊床。

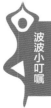

波波小叮嘱

双手打开要比髋部宽，不然骶骨下压容易压到手指，身体向后倾斜，核心启动，重力下压，才不容易使吊床滑至腰椎处。

髋部悬挂

功法：

❶ 站于吊床后面，双手向两侧打开吊床略比髋宽，双脚脚尖点地，下压吊床至腹股沟处。

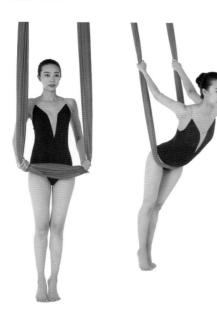

❷ 髋部下压，躯干超出吊床，手臂向后伸直，虎口向上抓握吊床，向前走到极限处。

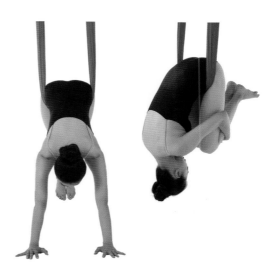

❸ 身体向下弯折，双脚离地，双手落地慢慢向后移动，带动身体来到吊床中垂线下。

❹ 屈双膝找胸口，双臂环抱小腿，颈部后侧放松。

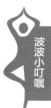
波波小叮嘱

　　初学者由于重心不稳，无法将身体的重量压在吊床上，很容易导致吊床勒到腹部，造成不适感，身体如感到不适就重新开始，多多练习，就可以找准位置了。

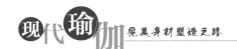
4.3 打开飞翔的羽翼：飞翔就此开始

和传统瑜伽一样，开始练习前必须先进行热身，让肌肉充分伸展，降低因伸展动作而导致拉伤和筋肌劳损的可能性。

 空中冥想式

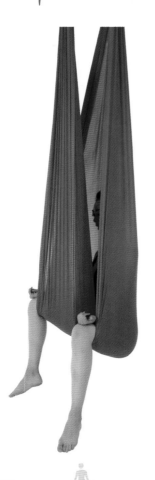

功效：

在开始飞翔前，我们要进行冥想式，让整个人能够完全放松安静下来，抛开繁杂的思绪，使注意力更加集中，投入到练习当中。

功法：

将吊床打开，一侧腿跨过吊床坐立在吊床中，将吊床边缘拉到膝关节下方，双手掌心向上自然放于双膝上，额头贴靠前方吊床，身体放松，意识下沉，缓慢地调整呼吸。

波波小叮嘱

和传统的瑜伽一样，在练习开始前，要尽量清空杂念，将意识回归到身体上，平缓地呼吸，使人头脑冷静，也可以放一首轻柔的音乐，帮助我们更好地进入冥想状态。

空中拜日式

功法：

❶ 幻椅式：来在吊床前，双手两侧抓握吊床，将吊床与肩胛骨下缘的位置贴合。身体向后倚靠在吊床上，屈双膝，双脚分开与髋同宽，大小腿成90°角，双手伸直向上抓握吊床，就像坐在一张椅子上。

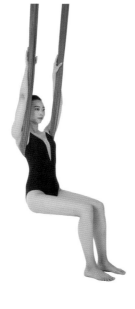

❷ 后板式：提脚跟，前脚掌发力推地面，身体向后成板式，手臂高举过头顶，掌心相对，大臂贴耳，头部、躯干保持在一条直线上，扩展胸腔，腹部向前侧伸展。

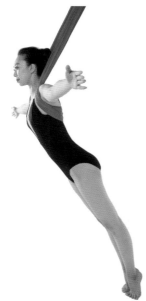

❸ 前板式：屈双膝，脚尖推地，身体向前摆动，来到前板式，腹部、臀部保持收紧，双臂向两侧伸展。

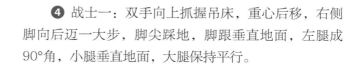

❹ 战士一：双手向上抓握吊床，重心后移，右侧脚向后迈一大步，脚尖踩地，脚跟垂直地面，左腿成90°角，小腿垂直地面，大腿保持平行。

❺ 战士二：转髋、转躯干向右，右脚脚跟内扣60°角，左臂穿出吊床，指尖指向左腿的方向，眼睛看左手。

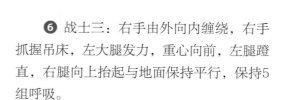

❻ 战士三：右手由外向内缠绕，右手抓握吊床，左大腿发力，重心向前，左腿蹬直，右腿向上抬起与地面保持平行，保持5组呼吸。

❼ 战士二：落右脚向下，还原至战士二式。

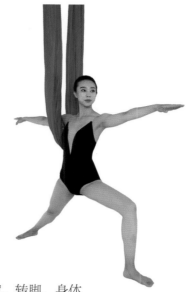

❽ 战士一：转髋、转脚，身体还原至前方，回到战士一式。

❾ 幻椅式：背部下压，手臂向上，收右腿向前与左腿并拢，回到幻椅式。

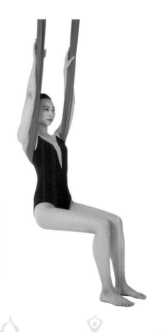

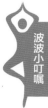

波波小叮嘱

　　每一步动作都有要点在里面，大家要仔细阅读，始终保持核心的收紧，才会使身体更加稳定地进行练习。同理，也要按照步骤进行反方向练习。

颈部热身

功法：

❶ 站于吊床后方，双手抓握吊床与肩同宽。

❷ 保持身体稳定，吸气时，感受脊柱的延展，呼气，低头向下，下颚找寻锁骨，吸气，头部还原，呼气仰头向后，吸气，头部回正，呼气，头部倒向右侧，右耳找右肩，吸气回正，呼气再倒向左侧，进行5～8组练习，配合呼吸，可以做颈部环绕功，充分地拉伸伸展颈部肌肉群，缓解颈部不适。

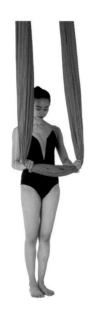
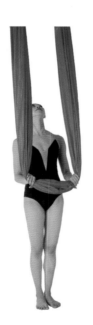
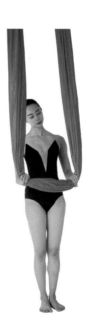
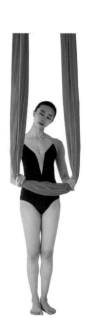

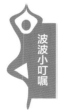

波波小叮嘱　　　　和常规瑜伽的颈部热身方法相同，根据自身情况配合呼吸可以多增加几组练习，切记，转动时速度要慢。

肩部热身

功法：

❶ 四足跪姿在吊床下方，双臂垂直于地面，大、小腿成直角，脚背压实地板。

❷ 右手手腕缠绕，肘关节向内，右大臂与背部保持一条直线。吸气，脊柱延展，呼气，右肩下沉，臀部微微向后，去感受肩部的伸展。卷腹慢慢起身返回，换左侧练习。

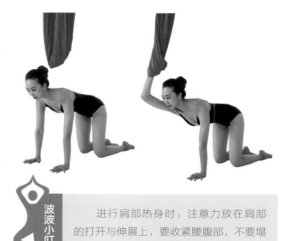

波波小叮嘱　进行肩部热身时，注意力放在肩部的打开与伸展上，要收紧腰腹部，不要塌腰，避免造成腰椎段的挤压。

脊柱热身

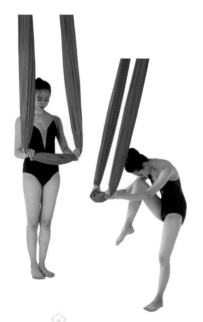

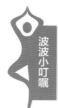

功法：

❶ 双脚分开与髋同宽，站在吊床后方，双手抓握吊床与肩同宽。

❷ 吸气，感受脊柱的延展，呼气，含胸拱背，屈右膝向上，膝盖找鼻尖。吸气，右腿向下，脊柱延展，呼气，屈左膝，膝盖找鼻尖，吸气，左腿向下，身体还原直立，配合呼吸，完成5~8组练习。

波波小叮嘱　练习中要保持躯干的稳定，不要将身体的重量都依附在吊床上，更多地去感受脊柱的逐节卷动，改善脊柱的僵硬，增加柔韧性。

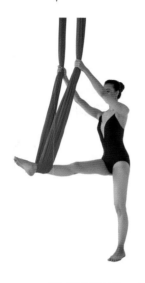 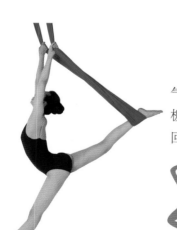

腿部热身

功法：

❶ 站在吊床后面，将右脚脚踝放在吊床上，双臂伸直，双手向上抓握吊床。

❷ 吸气，提左脚脚跟向上，左脚前脚掌发力向前推。呼气，使躯干向前，伸展右腿后侧肌肉群。

❸ 吸气收回，身体跳到吊床的左侧，右腿向旁侧打开，右臂压前侧吊床，抓后侧吊床。左臂伸展向上抓另一侧吊床，呼气，左脚脚掌发力，推身体向右，伸展腿部内侧肌肉群。

❹ 吸气收回，身体跳到吊床前面，呼气，右腿向后伸直，左脚前脚掌发力推动地板，重心向后，伸展大腿前侧肌肉群。吸气收回，进行反方向练习。

波波小叮嘱　由于初学者柔韧性较差，可以将吊床打开宽一些，包裹到膝关节或者包裹到大腿的位置上，再去进行伸展。每组练习保持3～5组呼吸。

4.4 空降"脂"实：一起飞翔吧

空中瑜伽减少了其他练习的酸痛和劳累，让我们在更轻松地飞翔的同时，达到意想不到的降脂效果。在无重力的状态下完全放松，我们甚至可以在短短的几分钟内，让身体放松下来，改善心情和睡眠，效果立竿见影。同时，空中瑜伽的体式让我们更加优美、更加优雅。

打造美肩、细臂

这一章我们来介绍空中瑜伽可以美肩、细臂的动作，接触过空中瑜伽的人都知道，空中瑜伽的瘦身功效可不容小觑哦。接下来，让我们快乐起飞，伸展美化肩袖区域，放松、灵活双肩，柔韧脊柱神经，扩展胸腔，强健手臂的力量，让我们和虎背、粗臂说Bye-Bye。

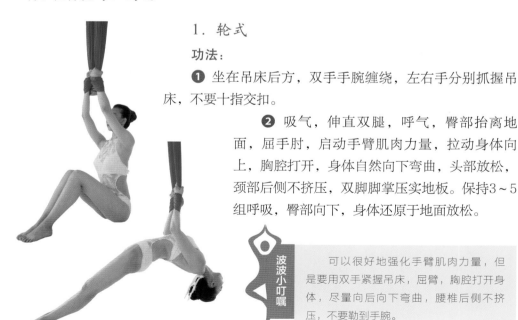

1. 轮式

功法：

❶ 坐在吊床后方，双手手腕缠绕，左右手分别抓握吊床，不要十指交扣。

❷ 吸气，伸直双腿，呼气，臀部抬离地面，屈手肘，启动手臂肌肉力量，拉动身体向上，胸腔打开，身体自然向下弯曲，头部放松，颈部后侧不挤压，双脚脚掌压实地板。保持3~5组呼吸，臀部向下，身体还原于地面放松。

波波小叮嘱

可以很好地强化手臂肌肉力量，但是要用双手紧握吊床，屈臂，胸腔打开身体，尽量向后向下弯曲，腰椎后侧不挤压，不要勒到手腕。

2．直角扭转式

功法：

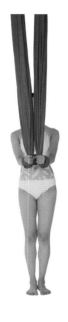

❶ 双手手腕缠绕准备，来到吊床的后面，双脚分开与肩同宽，保持髌骨上提。

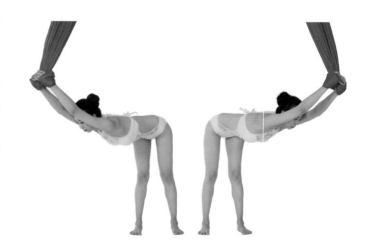

❷ 躯干慢慢向前移动，手臂伸直进入到直角式，躯干与地面保持平行，双腿垂直于地板。

❸ 吸气时，充分伸展脊柱，呼气，身体转动向右侧，保持两侧侧肋的延展，两侧侧腰等长，保持3组呼吸。吸气身体还原，呼气，身体转向左侧，保持3组呼吸，身体还原中位。（返回）卷动脊柱身体逐节向上回到站姿放松。

波波小叮嘱

　　手腕缠绕身体进入直角式后，不要过度地将身体的力量放于手腕处，而是要收紧核心的力量，更多地使背部伸展，增加背部肌肉群的力量，有控制地左右转动伸展侧腰，美化手臂、背部，放松双肩。

3. 蝗虫飞行式

功法:

❶ 髋部悬挂做准备,腹股沟处压吊床,身体向前倾斜,双脚脚尖点地向前,走到极限处。

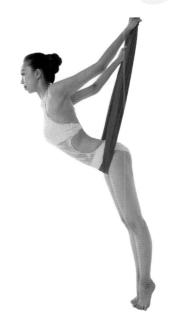

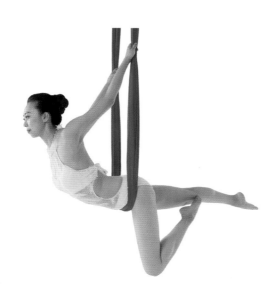

❷翻转手臂向后,双手虎口向上抓吊床,腹部核心收紧,双脚同时向上离开地面,绷脚背,身体跟随吊床前后摆动,轻松起飞。单侧腿屈膝脚尖找膝盖,左右腿交替,进行蝗虫飞行式的练习。

❸(返回)屈膝,双脚落地,身体还原于地面。

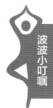

波波小叮嘱

　　起飞准备时,始终保持身体下压,腹股沟处压吊床,避免吊床滑至腹部带来的不适感。当双脚走到极限处时,不要犹豫,也不要屈膝,直腿向后抬起,就轻松起飞了。

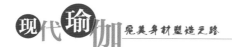

4．大雁式

功法：

❶站在吊床后面，双手分开比髋宽，双脚脚尖踮地，将吊床压至腹股沟处，身体前倾，双手虎口向下抓握吊床，髋部悬挂准备。

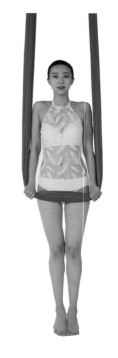

❷始终保持腹股沟向下压吊床的力量，将双手掌心压实地面，双腿向上抬离地板，掌心推地，绷脚背，屈左膝，左脚脚尖点右膝，背部、手臂伸展，颈部后侧放松。保持3～5组呼吸，再进行反侧练习。

波波小叮嘱

　　当身体折叠向下时，身体会有失重感，大家往往会产生恐惧心理，要克服心理障碍，收紧腹部核心，让身体稳定地向下弯折，双手压地面，当双脚无法压向地面时，试着去放松，慢慢地将双腿向上抬得更高，更多地感受脊柱的延展，由心放飞，来迎接后面更大的挑战。

04

5．倒 V 式扭转

功法：

❶站在吊床后面，髋部悬挂准备。双手虎口向下抓握吊床。

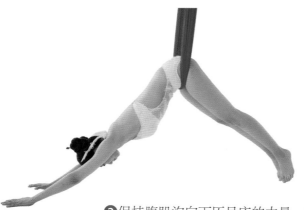
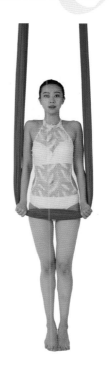

❷保持腹股沟向下压吊床的力量，折叠躯干向下，双脚离地，双臂推地，视线看脚趾，颈部放松，身体成倒"V"字式。

❸吸气，右手抓左脚脚踝，呼气，身体转向左侧，左臂平举，双臂保持一条直线，扭转头部看向左手手指。保持3～5组呼吸，进行反方向练习。

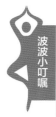

波波小叮嘱

试着放松舒展腹股沟区域，缓解按压的疼痛感，更多地关注背部脊柱的延展，更好地进行脊柱扭转，促进血液循环，滋养头部、面部神经。

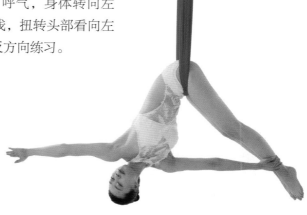

6. 眼镜蛇

功法：

❶站在吊床前面，骨盆吊带进入，前侧边缘与臀围线贴合，后侧边缘贴合骶骨，双手向上抓握吊床，双脚脚尖相碰，双膝向两侧打开。

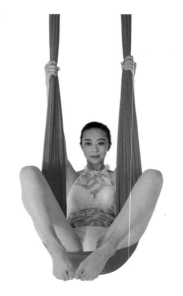

❷身体慢慢后仰，伸直双腿，绷脚尖向下，双手在体后十指交扣，与地面保持平行，颈部后侧放松，保持3~5组呼吸，下颌找锁骨，双手向上抓握吊床，还原至骨盆吊带。

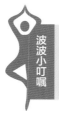

波波小叮嘱

在吊床上完成眼镜蛇式，可以很好地缓解腰椎后侧压力，在整个过程中，要试着放松身体，尤其是颈部，伸展椎骨，创造脊柱的空间，加强脊柱灵活性，同时紧实背部，扩张胸腔，扩展背部和双肩。

7. 燕子式

功法：

❶骨盆绕带做准备，双手向上抓吊床，双膝向两侧打开，脚尖相触。

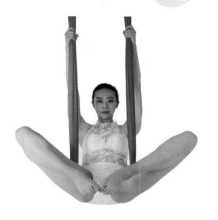

❷吸气，右手抓左侧吊床，右手在上，左手在下，同时，右腿从前向后绕到吊床中。

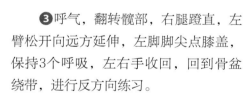

❸呼气，翻转髋部，右腿蹬直，左臂松开向远方延伸，左脚脚尖点膝盖，保持3个呼吸，左右手收回，回到骨盆绕带，进行反方向练习。

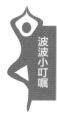

波波小叮嘱

当右手抓握左侧吊床时，右腿应同时顺势跨进吊床中，不要犹豫，方向不能反，反之，则很容易滑出吊床。左臂向远处伸展时，右手手臂要完全伸直，不要屈肘，要更多地伸展肩袖肌肉群，强化手臂力量。

8. 空中幻椅式

功法：

❶ 基本站姿站在吊床上，双脚踩吊床，双手抓握吊床在耳部旁侧，核心收紧，保持身体的稳定、平衡。

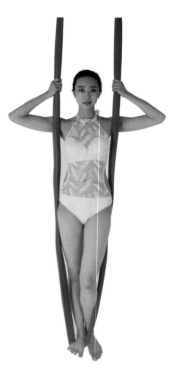

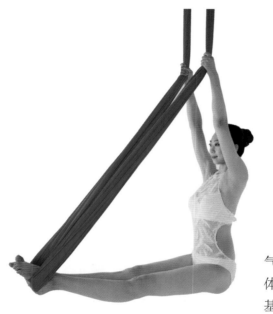

❷ 吸气，双手调至双肩两侧，呼气，臀部后移，伸直手臂、双腿，身体成"L"型。保持3～5组呼吸，还原基本站姿放松。

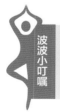

波波小叮嘱

臀部后移时，要伸直手臂和双腿，不要屈膝屈肘，背阔肌发力，双肩下沉，腹部核心收紧，就像坐在一张椅子上。

迅速修炼"小腰精"

　　由于身体一部分悬挂在吊床上，为了稳定身体，需要更有效率地启动深层核心，这种"不稳定"条件下的练习非常有意义。一些常见的训练是外表大肌群的训练，而吊床创造的不稳定可以从内到外锻炼到我们的全身。

　　这一章节的练习，会更多地启动腰、腹部核心力量，帮助大家尽快燃烧掉腰、腹部的多余脂肪，轻轻松松练就"马甲线"，坚持练习，人人都是"小腰精"。

1. 浮动船式

功法：

❶骨盆吊带进入，将吊床边缘打开，包裹至膝窝和腋下的位置，双手向上抓吊床。

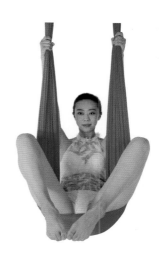

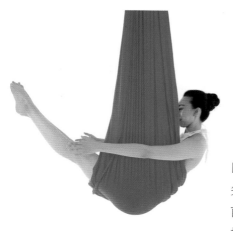

❷吸气，背部挺直，胸腔打开，身体向后依靠在吊床上，呼气，伸直双腿，绷脚尖，身体包裹在吊床中成"V"字形，手臂体前平举，平行于地面，保持5～8组呼吸，放松。可进行多组练习。

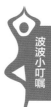
波波小叮嘱

　　背部挺直，不要含胸拱背，要更好地启动腹部核心的力量，强健腹部肌肉群。放松双肩，双肩下沉，伸展颈部后侧。

2．强化核心式

功法：

❶四足跪姿来到吊床前面，脚踝在吊床的正下方，双臂垂直于地面，将右脚脚踝放于吊床上。

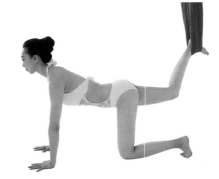

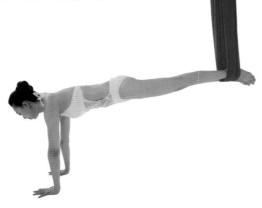

❷腹部收紧，启动核心力量，将双脚放于吊床上，脚背压吊床，不塌腰，成斜板式。

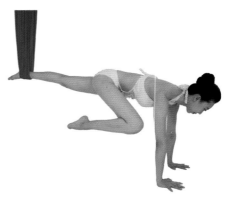

❸吸气，屈右膝，呼气，右膝找胸口。吸气还原，呼气，屈左膝找胸口，左右交替进行8～10组练习。

❹双脚脚背压实吊床，斜板式准备，腹部核心收紧，臀肌夹紧。呼气，收腹部，提尾骨向上，躯干和腿成90°角，吸气，还原斜板，呼气，卷腹90°角，进行5～8组练习。

波波小叮嘱

这一序列练习，对强化腹部核心力量非常有效，对于初学者，要先保持身体的稳定，启动腹部肌肉力量，不要塌腰，也不要翘屁股，身体成一条直线，脚背用力压向吊床，才会保持身体的平衡，迫使更多偷懒的肌肉运动起来。练习过程中，腹部和手臂会微微颤抖，属于正常情况，说明我们肌肉群正在工作，同时也反映出我们力量不足的情况。

3. 侧板

功法：

❶将吊床高度调至膝关节的位置上。四足跪姿来到吊床前面，脚踝在吊床的正下方，双臂垂直于地面，将右脚脚背放在吊床上，脚趾回勾压住吊床，腹部收紧，不塌腰。

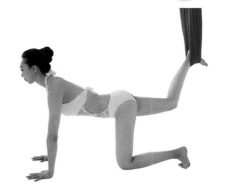

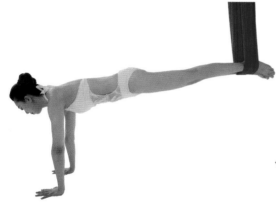

❷吸气，双腿向后伸直，左脚放入吊床中，双脚脚背压吊床，腹部核心启动收紧，臀肌夹紧，身体保持一条直线成斜板式，视线看地面。

❸呼气，右臂调整在身体的中轴线上做支撑，左臂向上打开，翻转身体向左，右脚脚踝外侧压吊床，双臂保持一条直线垂直于地面，成侧板式。

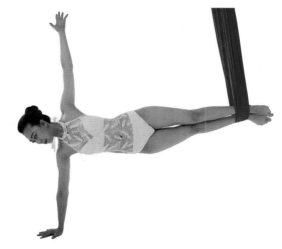

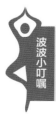

波波小叮嘱

　　极具挑战性的动作，相比在地面上完成，难度要加大很多。初学者，可以先进行第2步斜板式的练习，再进行第3步侧板的练习，逐步加强难度来完成最终的体式要求。练习全程要收紧腹部核心，不塌腰，不要给腰椎造成过大的压力。

4. 空中直角式

功法：

❶肩部吊带准备，双腿分开，脚尖点地，双手向上抓吊床。

❷吸气屈膝找胸口，呼气，双腿伸直和地面平行，保持3组呼吸。

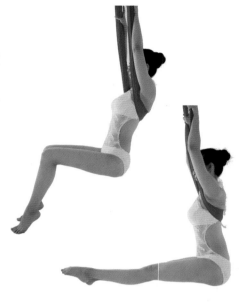

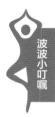

波波小叮嘱

想要进入到直角式，腹部就不能偷懒，背阔肌发力抓握吊床时，腹部核心也要发力，同时启动腿部肌肉群，双腿向上抬起与地面保持平行。

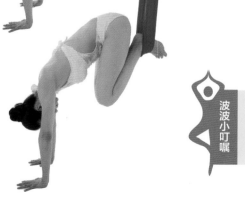

5. 屈体式

功法：

❶斜板式准备，脚背压实吊床，手臂垂直于地面，身体成一条直线。

❷呼气，屈膝找胸口，吸气还原斜板式，进行8~10组练习。

波波小叮嘱

斜板式做支撑时，要注意手肘不超伸，保护好肘关节，腰腹部核心始终保持收紧。逐步增加次数和强度。

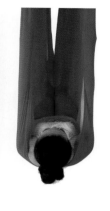

6. 蝙蝠式

功法：

❶站在吊床前端，背对吊床，双手将吊床打开比髋宽，骨盆吊带的方式跳入吊床中。

❷身体后仰，双脚向上，使身体躺平在吊床里，吊床包裹双腿至脚踝上方及包裹住肩峰的位置，手臂伸直向上，掌心朝面部，拇指贴合吊床边缘，手臂内卷，握拳，抓紧吊床。

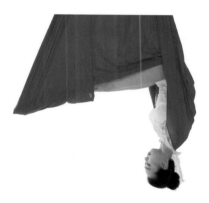

❸绷脚尖，双腿向上抬起找寻头部的方向，背阔肌发力，手臂紧握吊床，腹部核心收紧，臀部向上推，使臀部来到双肩的正上方，身体成90°角，躯干垂直地板，双腿平行于地面，头部自然放松。

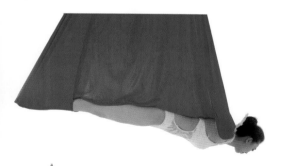

❹吸气抬头，呼气，腹部有控制地向下，身体成一条直线，回到板式，胸腔打开，视线平视前方，悬挂在吊床上，不塌腰，保持5~8组呼吸。

❺低头，腹部发力臀部上提，双腿向后向上返回吊床中，吊床包裹头部，身体放松。

波波小叮嘱　要想进入到体式中，要依靠腹部核心力量，所以不要让它偷懒，双腿、臀部有力地向上推，身体翻转360°角。保持时，腹部要有控制地来到板式，不要塌腰，也不要翘臀，以免给腰椎造成压力。

7. 倒立卷腹

功法：

❶在吊床的前面，将吊床对折，骨盆绕带进入，双膝向两侧打开，脚尖相碰。

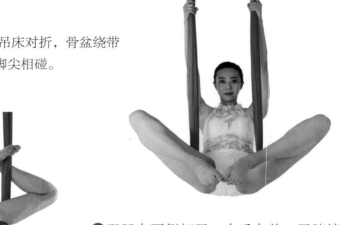

❷双腿向两侧打开，由后向前，屈膝缠绕，脚掌向上勾住吊床，躯干向下，垂直地面，手臂向两侧打开放松，手背贴地面，进入蛙式倒立式。

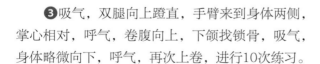

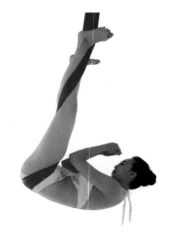

❸吸气，双腿向上蹬直，手臂来到身体两侧，掌心相对，呼气，卷腹向上，下颌找锁骨，吸气，身体略微向下，呼气，再次上卷，进行10次练习。

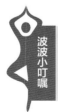

波波小叮嘱　　先将身体放松，进入蛙式倒立式，卷腹向上时，要启动腹部肌肉力量卷腹向上，才能更好地减少脂肪赘肉、紧实腹部，不要依靠手臂和头部的惯性来完成这个体式，避免代偿。

8. 倒立直角式

功法：

❶四足跪姿来到吊床前面，弯屈手肘，小臂压实地面，十指交扣，脚踝在吊床的正下方，大臂垂直于地面，将右脚脚背放于吊床上，脚趾回勾压住吊床。

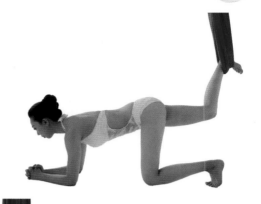

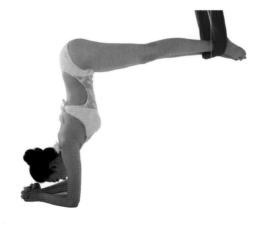

❷吸气，腹部收紧，左脚向上放于吊床中，双脚脚背压吊床，不塌腰，进入肘板式。

❸尾骨上提，脚背压吊床，身体成90°角，双肩上提，视线看向地面，保持5～8组呼吸。也可以做动态练习。吸气，提尾骨卷腹向上，呼气，臀部向下，回到肘板，进行8～10组练习。

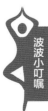
波波小叮嘱

要更多地启动腹部力量，才能起到紧实腹部肌肉群的功效，随着练习的深入，逐步增加练习的组数。

拥有大长腿、蜜桃臀

拥有一双大长腿是什么体验？有一个够翘够紧致的蜜桃臀，绝对是个标准的衣服架子，穿什么都有味道，那种骨感美反倒不是现在越来越提倡的，Strong is the new sexy，性感是什么？当然少不了漂亮性感诱人的大腿线条，以及破天际的蜜桃臀啦。下面我们就来看看如何用空中瑜伽的方式练就大长腿、蜜桃臀。

1. 舞蹈式

功法：

❶山式站姿站于吊床前面，屈右膝向后，右脚脚背勾住吊床，双手向后抓握吊床。

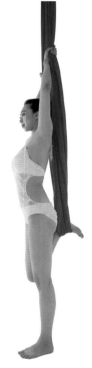

❷吸气，抬右腿慢慢向上，同时伸直手臂，身体略向前倾，视线看向前方，保持身体的稳定，保持3~5组呼吸，还原，进行反方向练习。

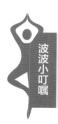

波波小叮嘱

集中注意力，收紧核心，山式站姿稳定之后，将后侧腿向上至极限处，始终保持髋部的正位，腰椎后侧不挤压，充分地伸展腿部、紧实臀部。

2. 飞鹤式

功法:

❶站在吊床前面,肩部吊带做准备,右腿向上抬起,双手抓右脚脚踝。

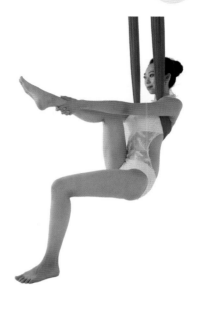

❷吸气,蹬直右腿,呼气,将右腿靠向面部,感受腿部后侧的拉伸。

❸腹部收紧,将左腿缓慢向上抬起,屈膝,左脚脚跟贴向臀部,保持3~5组呼吸,还原放松,进行反方向练习。

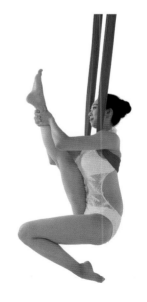

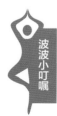

波波小叮嘱

根据双腿的柔韧度,双手可以抓脚踝、脚掌或是小腿、膝窝,充分地去伸展腿部后侧,提高双腿柔韧度。

3. 悬挂战士式

功法：

❶悬挂战士一式：站在吊床后面，右膝压吊床，左脚内旋45°角，压实地面，手臂上举，大臂贴耳，掌心相对，视线看向指尖，保持3~5组呼吸。

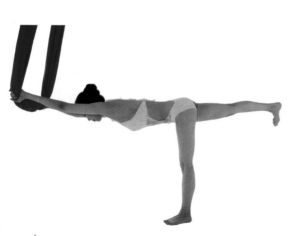

❷悬挂战士二式：身体转向左侧，左脚脚趾指向正前方，髋部摆正，双臂侧平举掌心向下，保持3~5组呼吸。

❸悬挂战士三式：双手抓握吊床与肩同宽，右腿向上抬起，同时手臂向前推，使手臂、躯干、右腿成一条直线，保持3~5组呼吸，还原。进行反方向练习。

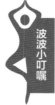

波波小叮嘱

收紧腹部核心，保持骨盆的稳定，更多地启动下方腿的肌肉力量，同时伸展上方腿部韧带，提高柔韧性。

4. 跪马式

功法：

❶吊床后端放于腰部的位置上，双臂伸直向上抓握吊床，身体后仰，双腿分开，左腿向上伸直，垂直于地面，右腿贴近面部。

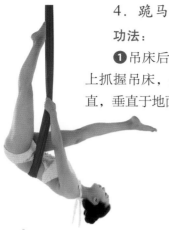

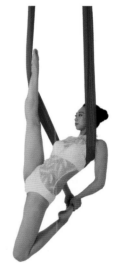

❷右脚脚跟卡住吊床，臀部向下，双腿成60°夹角，解开双手，吊床滑至肩胛骨下缘，屈左膝，左手抓左脚脚背，保持3~5组呼吸，进行反方向练习。

波波小叮嘱

上方脚跟要用力压住吊床，避免身体滑脱。感受上方腿部后侧以及下方腿部前侧的拉伸。

5. 髋部悬挂伸展式

功法：

❶站在吊床后面，双脚分开一肩半宽，髋部悬挂准备，将吊床卡在腹股沟处，身体向下与地面平行，双腿垂直于地板，保持髋骨上提，双手虎口向上抓吊床。

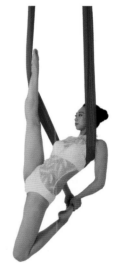

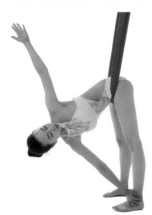

❷吸气，脊柱延展，视线看向前方，呼气，右手向下抓左脚脚踝，左臂向上，指尖指向天花板，保持5组呼吸，进行反方向练习，左手抓右脚脚踝。

波波小叮嘱

要将吊床卡在腹股沟处，避免腹部不适。骨盆稳定，坐骨尖垂直于地面，始终保持髋骨上提，充分保护膝关节，伸展腿部后侧韧带。

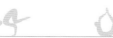

6. 芭蕾舞者式

功法：

❶站于吊床前面，将吊床放于腰部后侧，左臂屈肘夹肋骨，左手抓吊床，右臂伸直。

❷右腿向上抬起，右脚脚掌踩吊床。

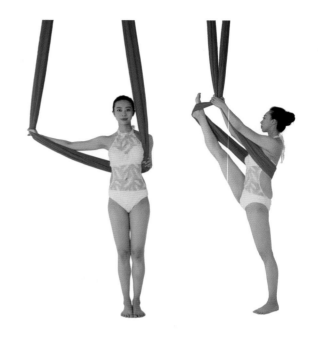

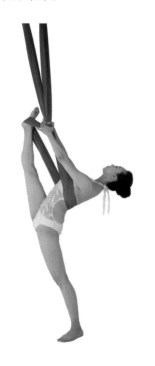

❸身体转向右侧，将两侧吊床并拢贴靠向面部，同时带动右腿伸直向上。

❹吸气，臀部收紧向前推，骨盆稳定，呼气，身体后仰，颈部放松，呼吸顺畅，保持核心的稳定，保持3～5组呼吸，还原，做反侧练习。

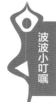

波波小叮嘱

要找到身体和吊床之间连接的对抗力，在身体偏离中轴线的时候，仍然要保持身体的平衡和稳定，充分感受胸腔、背部及双腿的伸展。

7. 悬挂桥式

功法:

❶仰卧在垫子上,骨盆位于吊床的正下方,双脚向上将脚踝放于吊床上,双脚外八字打开,脚背卡住吊床,双臂伸直放于身体两侧。

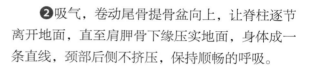

❷吸气,卷动尾骨提骨盆向上,让脊柱逐节离开地面,直至肩胛骨下缘压实地面,身体成一条直线,颈部后侧不挤压,保持顺畅的呼吸。

❸呼气,屈双膝,膝关节向两侧打开,吸气伸直,呼气打开,始终保持髋部上提,进行3～5组练习。

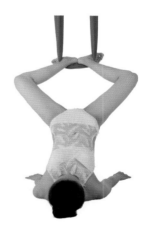

❹吸气,右腿向上抬起,呼气,右腿落,吸气,左腿起,呼气,左腿落,根据呼吸节奏,进行5～8组动态练习。

波波小叮嘱

练习过程中颈部不要随意转动,颈部后侧不受挤压,髋部向上推至最高点,保持臀肌收紧,有效地强化腹部核心肌肉群,减少腿部脂肪,美化腿部线条,同时收紧臀部,提高臀围线。

8. 茧式伸展式

功法：

❶用骨盆吊带的方法坐进吊床中。

❷右侧腿跨到吊床的后端，身体转向右侧，侧坐在吊床中，背部依靠吊床。

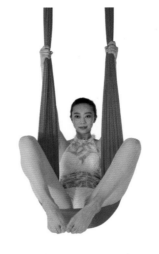
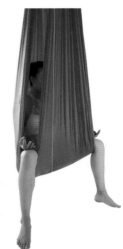

❸屈双膝，双手抓前侧吊床，腹部发力，臀部上提，同时双脚脚跟向两侧蹬打开吊床。

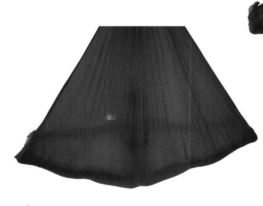

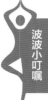

❹双腿向两侧伸展，双手指尖触碰双脚，感受腿部内侧的伸展。

波波小叮嘱　　保持核心收紧，背部倚靠在吊床上即可，不要躺下去，如果双手无法抓到脚尖可以先去抓小腿、脚踝，逐步伸展，锻炼腿部内侧肌肉。

4.5 换个角度看世界：容颜永驻

接触过瑜伽的人都知道，倒立是瑜伽体式之王，益处颇多。传统倒立对大部分初学者都很困难，并且容易伤到肩关节、颈椎等部位。而空中瑜伽，让大家轻松地倒起来。倒立时内脏向下沉，相对于直立状态，能更好地帮助它们恢复到上提状态，特别在练习中你能感受到骨盆底肌的收缩力量。大家不要被看起来高难度的姿势所吓倒，慢慢地你会发现在无重力的情况下，一些姿势可以更好、更轻松地完成，下面就让我们一起换个角度看世界吧！

 空中倒立一字马

功法：

❶骨盆绕带准备。

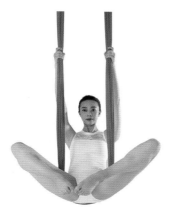

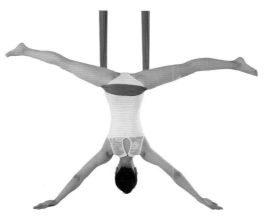

❷身体后仰，手臂顺势向下滑，双腿两侧打开，不屈膝，大腿根部卡吊床，手臂自然垂放于头部两侧，手背贴地。

❸（返回）卷腹向上，双手抓握吊床，屈双膝，脚趾相触，回到骨盆绕带。

波波小叮嘱

双腿向两侧打开时，要将吊床卡在大腿根部，后侧卡骶骨，不要滑到腰椎的位置上。核心保持收紧，重心下压，双腿伸直，绷脚尖。

蛙式倒立

功法：

❶骨盆绕带准备，把吊床卡在骶骨的位置上，髋部放松，双膝向两侧打开，脚尖相碰，双手向上抓握吊床。

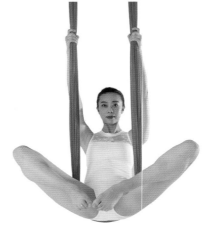

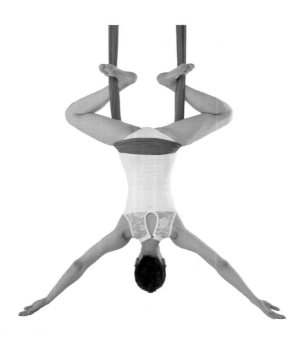

❷身体后仰，双手顺势向下滑，双脚依次由外向内缠绕吊床，脚背勾吊床，身体垂直向下，手臂两侧打开，手背贴地面，保持顺畅的呼吸，可以轻轻闭上双眼。

❸（返回）卷腹向上，双手向上抓吊床，解开双腿，返回到骨盆绕带。

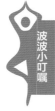

第一次进行倒立，大家会有恐惧感，试着放松身体的紧张，在身体逐步向下时，不要急于用手推地面，这样会造成身体的不稳定，容易使卡在骶骨的吊床滑脱。手臂自然放松下来，放于头部的两侧即可，慢慢地去感受全身血液的回流。

悬挂手倒立

功法：

❶骨盆绕带准备，进入到蛙式倒立。

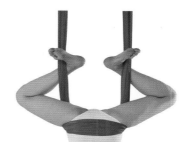

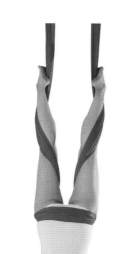

❷双腿依次向上伸直，脚踝、脚背勾住吊床，双腿夹紧内收，腹肋收紧。双手分开与肩同宽，手臂撑地，躯干、双腿顺势向上，成手倒立式，保持核心的稳定。

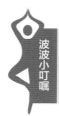 波波小叮嘱

手臂支撑身体向上时，躯干很难保持稳定，会造成大家的恐惧心理，慢慢来，多加以尝试。

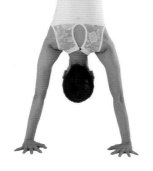

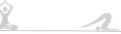

悬挂鸽子式

功法：

❶骨盆绕带准备。

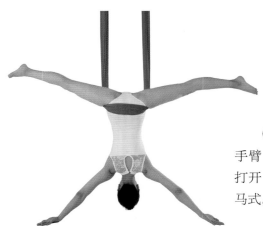

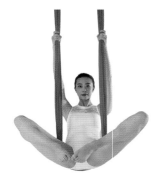

❷身体后仰，双手顺势向下滑落吊床，手臂自然垂放于地面，掌心向下，双腿两侧打开，大腿根部卡吊床，来到空中倒立一字马式。

❸翻转掌心向下，双手支撑地面稳固身体，屈右膝，右腿由后向前缠绕吊床，脚背外八字卡吊床。

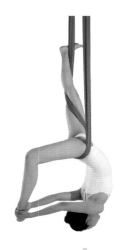

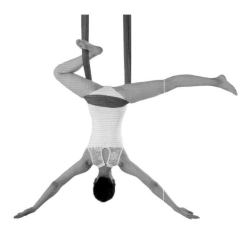

❹右腿向上蹬直，左腿下压吊床，保持身体的稳定，转髋，屈左膝，双手抓左脚脚踝，小腿外展，大腿向下压，胸腔完全伸展，颈部后侧放松，保持3～5组呼吸，反侧进行练习。

❺（返回）双腿打开回到空中一字马，双脚脚背缠绕吊床到蛙式倒立，卷腹，低头，下巴找锁骨，手臂向上抓吊床回到骨盆绕带，返回地面放松。

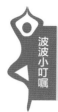

进入鸽子式时，胸腔要尽量扩张打开，在倒立的基础上，空中瑜伽能够给大家带来自然的脊柱牵引，迅速改善脊柱周围血液循环，对腰椎间盘突出、脊柱变形、颈椎问题、肩背酸痛等效果明显。

弓式

功法：

❶骨盆吊带准备。

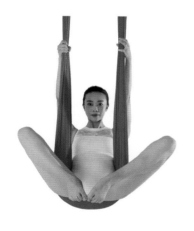

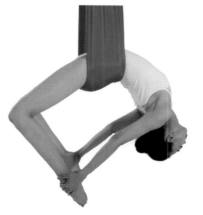

❷将吊床后侧边缘压在骶骨的位置上，身体后仰，屈膝向下，胸腔打开，双手抓双脚脚踝，颈部自然放松，腰椎后侧伸展，保持顺畅的呼吸。

❸（返回）双手松开双腿，双手向上抓吊床，双膝并拢屈双膝找腹部，卷腹起身向上，双臂环抱吊床至小腿胫骨处，额头找膝盖，折叠式放松。

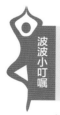
在吊床上进行弓式的练习，可以更好地缓解腰椎压力，同时让身体更好地感受反作用力，充分扩展胸腔，如果无法用双手够到脚，也可以先进行单侧的练习，或者使用伸展带辅助练习。

倒立小蝶式

功法：

❶基本站姿准备，双脚踩于吊床上。双手放于双肩两侧，臀部后移，双腿蹬直，来到空中幻椅式。

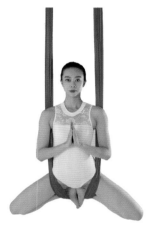

❷屈双膝，双膝向两侧打开，双脚脚掌心相对，将吊床卡在腹股沟处。双臂依次绕到吊床前面，手肘两侧打开卡吊床，双手胸前合十，成空中小蝶式。

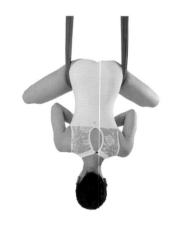

❸双手向上在体后抓吊床，身体慢慢向下，双手顺势滑落向下找地面，手臂伸展，手背向下，双腿向上，双膝向两侧打开，头部自然放松，成倒立小蝶式。

❹（返回）双腿下压，腹部核心向上收紧，双手向上抓吊床，身体还原小蝶式，站立还原。

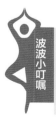

波波小叮嘱

进入小蝶式时，可以用双手拉动身体微微向上，双腿向后向上，脚跟找臀部，双膝向两侧打开，再慢慢下滑，吊床卡腹股沟，减少脚部疼痛，也更利于伸展腹股沟内侧。空中吊床的每一个练习都是在训练从身体核心向外伸展的过程，不断地强化核心意识后，你会发现腰背部的疼痛已经和你说Bye Bye啦！

美人鱼式

功法：

❶骨盆吊带的方法进入到吊床中，双脚脚跟踩吊床边缘，双手向上抓吊床，背阔肌发力，手臂上提，臀部微微离开吊床，双腿蹬直，包裹到吊床中，用前侧吊床包裹双腿至大腿根部。

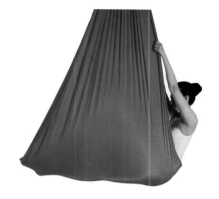

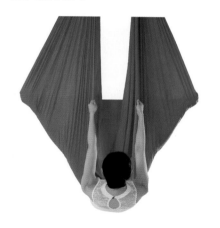

❷抓吊床，将吊床边缘卡在骶骨的上方，身体慢慢向后仰，手臂下滑，双腿大大分开，大腿根部卡吊床。

❸右侧腿由后向前绕进吊床，脚背相勾，左侧腿交于右腿之上，成"二郎腿"，脚背勾吊床，双手胸前合十，背部发力，胸腔打开，抬头向上，或将手臂打开向上成美人鱼式。

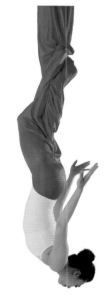

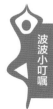

波波小叮嘱

要尽量用双脚脚背勾住吊床，其缠绕的腿，要更大幅度地缠绕，以免滑脱。改善背部紧张的肌肉，让手臂、后背、胸腔最大限度地伸展。

蝙蝠睡式

功法：

❶骨盆吊带的方式进入，让身体仰卧在吊床中。

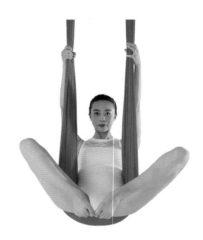

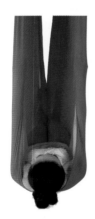

❷吊床前侧边缘包裹双肩，双手向上伸直在吊床中，拇指贴靠吊床，四指紧握，卷动手臂向内，使吊床包裹双臂，双腿向上伸直，脚掌内缘卡吊床。

❸腹部收紧，核心发力，臀部向上提，双脚沿着吊床的外侧向上推，使身体成一条直线垂直于地板，身体倒立悬挂，颈部放松，可以将双手在胸前合十，闭上双眼，感受血液回流至面部，使大脑得到滋养。

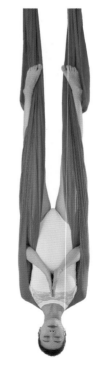

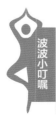

波波小叮嘱

核心收紧向上推，使身体形成一条直线。吊床的特殊方式让你在练习中不由得专注。在倒立失去方向感的时候，我们只能靠内在的觉察体会与空间的关系，这也叫作"本体感受器"的训练。

4.6

享"瘦"飞翔的过程：女神蜕变 ING

空中瑜伽另一个吸引人之处就是进行动作时的美感，不同颜色的吊床就如同一条条彩带缠绕在身上，让练习者轻巧地做出一个个令人惊艳的高难度动作，犹如在空中曼妙舞蹈。这也是不少中外名人明星喜爱练习空中瑜伽的原因，不但是对"身""心""灵"的追求，也是自己身体线条的美感呈现，不要羡慕，下面带领大家在享"瘦"中蜕变，你就是女神。

 小龙女式

功法：

❶ 基本站姿准备，右脚踩在吊床上，左脚脚背卡吊床，视线看前方。

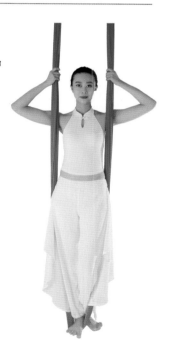

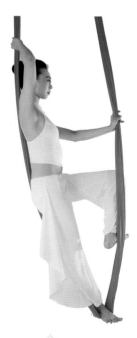

❷ 右手手肘从后绕到吊床前端，虎口向下抓吊床。身体顺势转向左侧，左手滑至胸前，臀中线卡吊床。

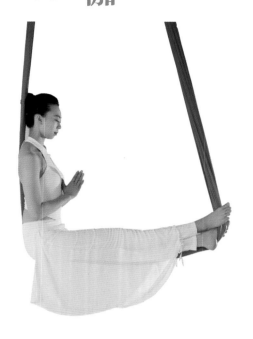

❸左手用力向前推动吊床，左脚外八字踩在和右膝高度平齐的吊床位置上，向下蹬，伸直左膝，臀部向下滑动，坐在吊床上，右脚外八字放于左脚上面，双脚外八字蹬吊床。后脑勺、背部贴合吊床后端。身体稳定后，尝试着将双手在胸前合十，成小龙女式。

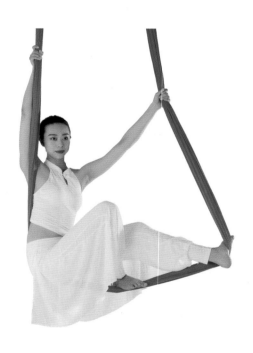

❹（返回）右手以擦汗的形式，手背贴合脑门皮肤向上，手背贴靠吊床，反手向上抓握吊床，左手抓对侧，同时右脚外八字，脚掌踩在左膝膝窝下方，背阔肌发力，右腿蹬直回到基本站姿。进行反方向练习。

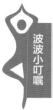

波波小叮嘱

要严格按照体式的步骤进行练习，保持核心的收紧，可以很好地稳定吊床，减小摆动幅度，减少恐惧心理。面带微笑，把自己想象成小龙女悠哉地坐于吊床上，享受惬意生活。

舞动漩涡式

功法：

❶抖动吊床将吊床完全打开，站在吊床后端，右腿放在吊床中，包裹大腿，屈右膝，脚跟贴向左腿，双手抓左侧吊床，右手在上，左手在下，跳到吊床左侧，身体转向右侧，胸腔贴靠吊床边缘，左脚脚跟离开地面。

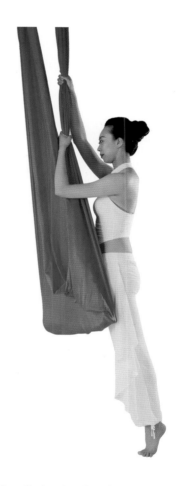

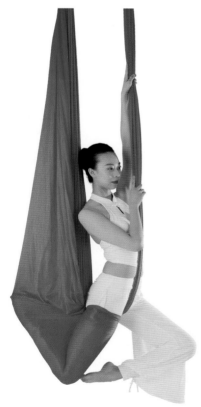

❷背阔肌发力，将左腿迈进吊床的空隙中，身体翻转向左侧，将吊床卡在一侧腹股沟处，完成第一圈转动。

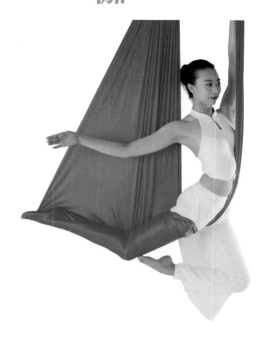

❸ 第2圈，同样将右手抓在上面，左手在下，身体倒向左侧的同时，右腿发力向后蹬，左腿顺势迈进吊床中，完成第2圈的转动，左臂伸直向上，右手旁侧打开，左脚脚尖点膝盖，摆出优美的姿势。

❹（返回）左手抓上方，右手抓下方，身体倒向右侧，右腿向上，反方向转回两圈，左脚落地，左臂伸直向前，右手向上抓握吊床，完成最后的结束动作，收回。进行反方向练习。

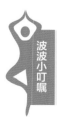

波波小叮嘱

按照以上步骤，就可以完成美美地舞动漩涡式了，腿部向上跳，让身体大胆地转过去，完成动作后，要更多地让身体舒展，展现优美曲线。

空中鸽子式

功法：

❶站在吊床前面，单层骨盆吊带的方式进入吊床中。

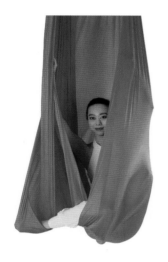

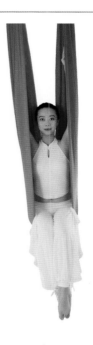

❷用吊床前端包裹左腿至膝关节处，右手垂直身后吊床，用吊床从后侧包裹身体到前端，将右脚包裹在吊床中，包到脚背的位置上。

❸双手抓吊床最内层，背阔肌发力，左膝向下压吊床，臀部上提，右腿伸直绷脚背，右臂向旁侧打开成舞蹈手势，进入空中鸽子式。

❹（返回）腹部微收，双腿收回，坐回到吊床中。

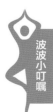

波波小叮嘱

步骤比较多，大家要先仔细阅读，再逐步进行练习。

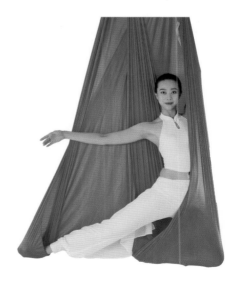

空中一字马式

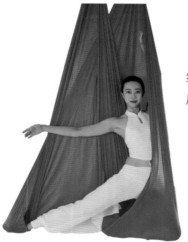

功法：

❶在空中鸽子式的基础上准备。

❷左手抓最内侧吊床边缘，右手抓最外侧边缘，核心发力，双腿蹬直，臀部离开，双脚站在吊床上。

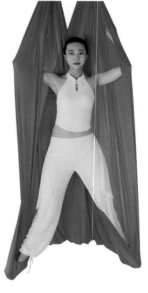

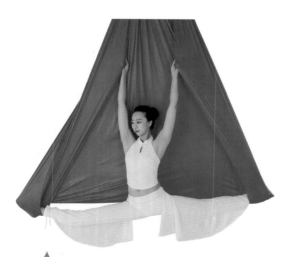

❸转动髋部向右，绷脚尖，双腿向两侧伸直打开，背阔肌发力，手臂伸直，稳定躯干慢慢向下靠近地面，呈一字马式。

波波小叮嘱

是不是很美的动作？当然要想完成一字马，还需要多加练习，加强腿部韧带的柔韧性。初学者可以先完成空中鸽子式的练习，慢慢再进入到一字马，避免韧带拉伤。

翻腾一字马

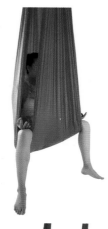

功法：

❶单层骨盆吊带进入吊床中，右腿分开坐于吊床上，吊床包裹在膝关节上方。

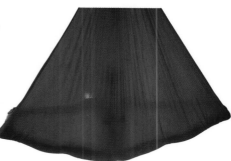

❷屈双膝双脚脚跟踩吊床边缘，臀部向上，双脚脚跟向远蹬，双腿伸直，茧式坐在吊床中，吊床包裹至脚踝的位置上。

❸屈双膝，脚掌向下踩吊床，伸直双腿站立在吊床中，双手抓握吊床，左手在上，右手在下。

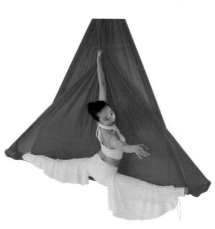

❹身体倒向左侧，同时右腿向上跨出吊床，转髋，左手抓吊床，右手向外伸展，成一字马式。

❺（返回）双手向上抓握吊床，右侧腿返回吊床中，臀部向下，茧式坐回吊床中，放松。进行反方向练习。

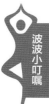

波波小叮嘱

右腿向上跨出吊床时，核心要保持收紧，臀部向上提，转髋，进入到一字马式，要充分启动背阔肌的力量，不要光靠手臂的力量，同时双腿肌肉保持收紧，稳定躯干。

燕子式

功法：

❶骨盆绕带准备。

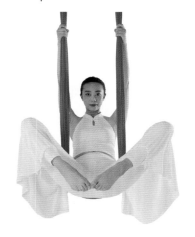

❷右手向上抓左侧吊床，右手在上，左手在下。同时，右腿由前向后绕进吊床中，膝窝卡吊床。

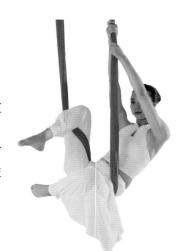

❸转髋，右腿蹬直，左臂向远延展，左脚脚尖点右膝成燕子式。

❹（返回）屈右膝，臀部向下，双手抓吊床，右腿绕出吊床还原到骨盆绕带，放松。进行反侧练习。

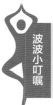

波波小叮嘱

　　右腿绕进吊床中，膝窝的位置卡在吊床边缘就可以了，不要用脚背勾吊床。转髋，臀部收紧向上推，胸腔充分打开，左臂带动身体微微向后飞翔，启动背部肌肉群。右臂要完全伸直，不要屈肘，身体很舒展地打开，做出飞的姿势。

河鲈式

功法：

❶在燕子式的基础上准备。右手抓吊床，左臂向远延展，右腿蹬直，左脚点膝盖。

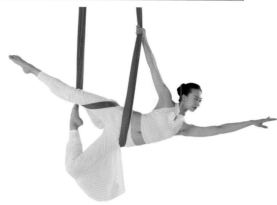

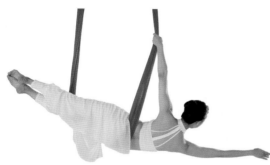

❷左手抓在右手上面，背阔肌发力，臀部向上提，身体转向后方。左臂抓吊床，右手打开向远方。

❸右手再次向上，抓左手上方吊床，左腿"剪刀脚"向下压吊床，同时身体翻转向前，吊床缠绕双腿，右臂伸直抓吊床，左手向远延展成河鲈式。

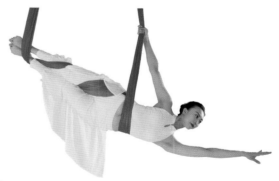

❹（返回）左手向上抓吊床，卷腹，臀部向下，左脚落于地面，右手抓吊床，左臂向远处伸展，右腿与地面平行到阿拉贝斯式，还原站姿放松。进行反侧练习。

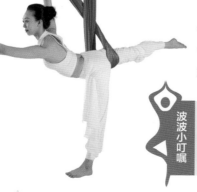

波波小叮嘱

体式转换过程中需要很强的腰腹、手臂力量，可以循序渐进地进行练习。

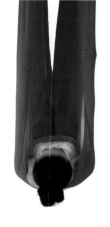

蝙蝠伸展式

功法：

❶ 单层骨盆吊带进入，躺在吊床中。吊床前端包裹至脚踝上方，后侧包裹双肩，双臂伸直转动手臂包裹在吊床中。

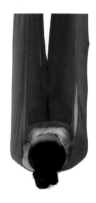

❷ 双腿向上找面部，核心发力，臀部上提，翻转身体，来到蝙蝠式。

❸ 在蝙蝠式的基础上，右腿从吊床中抽出，向前迈一大步，落于面部下方，右脚脚掌推地面，左腿向后伸展，成一字马式，抬头起身向上，躯干保持稳定，胸腔打开，双臂向两侧伸展。

❹ （返回）重心向前，直接将左脚抽出落回地面，站姿放松。

本章所有姿势的演示视频，请扫二维码下载观看。

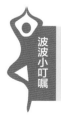

波波小叮嘱

躺入吊床中，将前端吊床包裹至双膝的位置即可，包得太多，迈腿时会有限制，如若包裹太少，翻转进入蝙蝠式时，容易从吊床中滑脱。

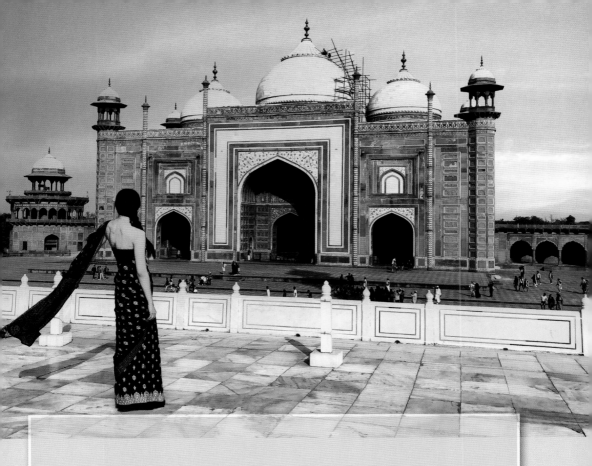

疗愈自瑜伽中　慢行在时间里

第<big>5</big>章

　　瑜伽起源于印度，在梵语中，瑜伽的意思是"和谐""一致""结合"，这些意思都反映出古印度人修炼瑜伽的目的——希望达到天人合一的境界。在古印度的传说里有这样的说法：如果修炼瑜伽能达到天人合一的境界，便可以获得自我的解脱。因此在古代的印度，瑜伽只是作为追求解脱的修炼手段。至于瑜伽可以治病和锻炼身体的说法，是近代才开始出现的。

瑜伽

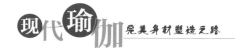

　　游历于印度瑜伽静修圣地——瑞诗凯诗（Rishikesh），让我对瑜伽有了新的认识：瑜伽即生活，生活即瑜伽。虽然看起来很简单的一句话，却完全颠覆了现代人对瑜伽的理解。

　　大约在公元前4000年，瑜伽就在印度出现了。在印度河流域出土的一些石刻和印章上，就有古印度人修炼瑜伽的图案。那么，古印度人是如何修炼瑜伽的呢？在印度古文献《薄伽梵歌》一书中有这样的描述：当一个人想要修炼瑜伽时，必须找一个偏僻安静的地方，地方不能太高，也不能太低，而且必须圣洁。找一些草铺在地上，再用一张鹿皮或一块柔软的布盖在草上。修炼者的头部、颈部、躯干要保持端正，通过控制心念和器官去净化心灵，将心意集中于一个地方。修炼者如果能在吃饭、睡眠和工作中懂得节制，便能通过瑜伽修炼，减少物质上给他们带来的痛苦和烦忧。每每想到这些，我的思绪都带着很多好奇和疑问想要穿越到古印度时代去看看这些瑜伽圣贤是如何进行瑜伽修炼的。有时又会冒出这样或那样的想法，让我对印度这个神奇的国度充满了好奇和向往。于是，萌生了游学印度的想法。

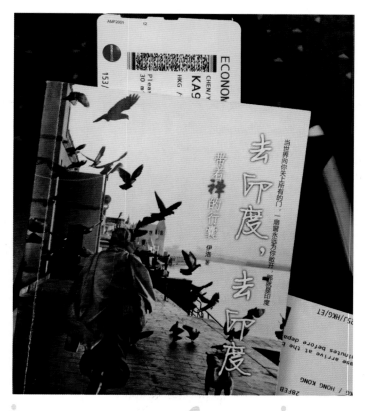

5.1 初来乍到

　　说起印度，我所有的家人、朋友都会告诉我，那里很不安全，很脏，治安很差，强奸率极高，贫富差距很大、落后……最终表述思想极度统一：脏、乱、差，遍地都是牛粪，到处都是垃圾和恒河里漂着的死尸。他们都质疑地问我为什么会产生去印度的想法，我说印度是瑜伽的发源地，我要去看看。当然，我还有一个目的不是很纯的想法，我要去印度镀层金，作为一名瑜伽老师来说，去印度学习是多少人梦寐以求，却又很难实现的愿望。对于我的会员来讲，能和一名从印度游学回来的老师学习瑜伽，是何等的荣幸和专业，心中的小九九已经开始在盘算，印度游学计划也提上了日程。

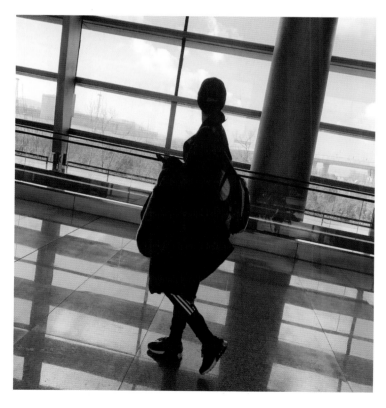

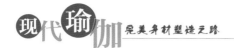
　　朋友们的百般阻挠、家人们的万般劝阻和嘱咐，都没能阻止我前进的步伐。从北京飞往昆明，再由昆明飞往新德里，长路漫漫，背起行囊我已启程。

　　约6小时的空中飞行，我终于来到了这个被唐代文人称之为"月亮"的神秘国度——印度。走下飞机，到达大厅干净整洁，让我一度认为是飞错了目的地，再三确认后，我确定是到达了新德里甘地机场，这一幕让我眼前一亮，一字排开的佛手占满了出关大厅的整面墙壁，庄严而又充满神秘感，感受到了浓浓的宗教文化，仿佛在告诉我们已经到达了异域国度。

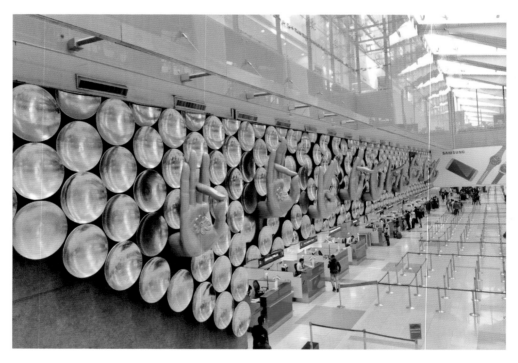

　　顺利出关后，我们一行人坐上了印度大巴，穿梭在新德里的大街小巷中。换好当地手机号码，我就迫不及待地给家人报平安，顺便说说印度给我的最初印象：机场很高大上，并且文艺范十足，离开机场，道路两旁干净整洁，完全不像大家所描述得那么不堪。然而，大巴车开进老德里城区，满地的垃圾、闲散的人群、歪斜的车辆、杂乱的电线、破败的棚户、无数的摩托，以及在车流人流中奋力穿梭谋生计的三轮车车夫，这一刻我茫然了，相隔数里，为什么反差这么大？

　　求学旅途才刚刚开始，带着些许失落，漫长的一夜我们在车里度过。

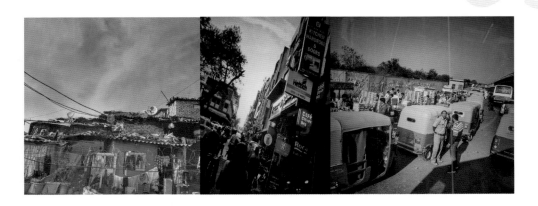

　　飞机、大巴、三轮车、徒步，几经周折，长达20多小时的长途跋涉，终于到达了很多瑜伽行者心之向往的"瑜伽之都"——瑞诗凯诗，一座坐落在雄伟的喜马拉雅山脉入口处，三面环山的静谧小镇。印度人心中神圣的母亲河——恒河就从这里蜿蜒流过。这里不那么印度，这里空气清新、居民较少，这里是数位瑜伽大师和圣人的居住地。

　　凌晨约4时的瑞诗凯诗，寒风刺骨，伸手不见五指，瑟瑟发抖中我们一行人结伴横跨恒河两岸连接的大桥。很窄，只能两人并排行走；很黑，没有路灯；很害怕，虽然看不到下方湍急的水流，但却在2月的印度感受到了凛冽的寒风，搞不清大桥的构造，只觉得脚下并不那么坚实。或许，那一刻，我进行了很多脑补画面的滚动演示，

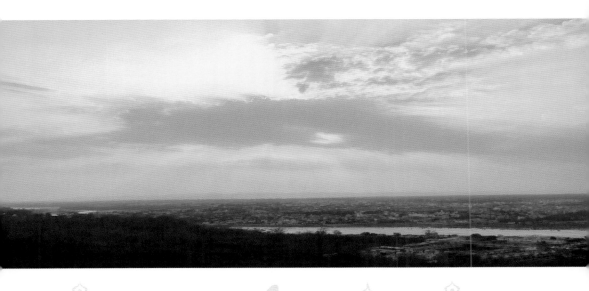

开始产生了各种意外的幻想，然而又或许在那一刻，我学会了"慢行"，走好每一步。同时收获了强大的内心：我不怕，我可以！而更多的则是祈盼黎明的到来。

　　太阳冲破云层，黎明战胜夜晚，瑞诗凯诗的天空将所有的温柔都赋予了新生的朝阳，漫卷云舒，染尽霞光；我们试探着走出学校的大门，一切都那么陌生，但却少了几分夜晚的恐惧，晨曦、鸟鸣、犬吠，随处可见的牛、牛粪，狗、狗屎，还有很多猴王的子孙，欣喜若狂的心情对于我们这些城市长大的孩子来说，这里的一切都是那么新鲜，充满好奇和挑战。

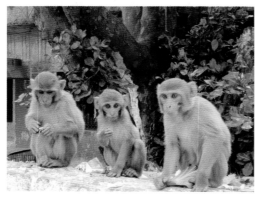
路边张望的猴子

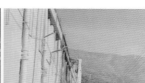
随处可见的小狗

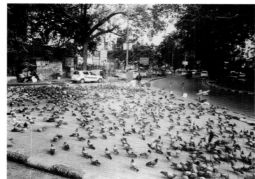
街边觅食的鸽子

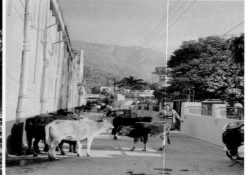
闲庭信步的神牛

5.2 世间真有"菩提树"

　　原本以为"菩提树"只是有关佛陀神话的传说，相传佛祖在菩提树下证悟，两千多年过去了，佛祖当年"成道"的那棵菩提树经受了无数风风雨雨，有着神话般的经历和传说，然而菩提树究竟是某一种现实存在的植物，还是仅限于传说呢？

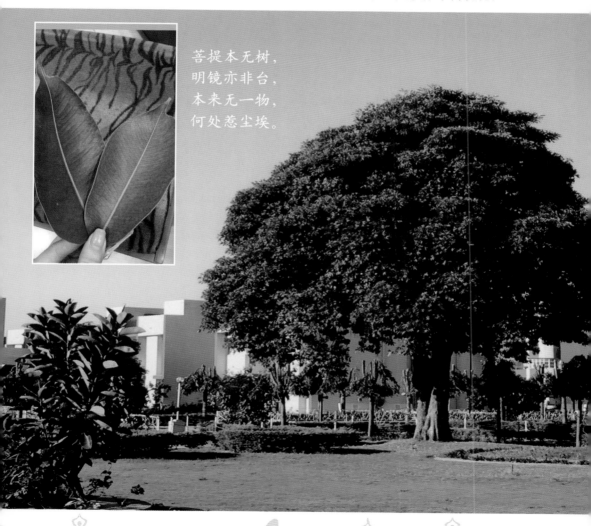

菩提本无树，
明镜亦非台，
本来无一物，
何处惹尘埃。

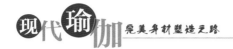

唐朝的六祖慧能大师讲："菩提本无树，明镜亦非台，本来无一物，何处惹尘埃。"

度娘告诉我：印度圣树，即菩提树，在印度，无论是印度教、佛教还是耆那教都将菩提树视为"神圣之树"。政府更是对菩提树实施"国宝级"的保护。这么看来菩提树是真实存在的。

困惑了我许久的谜团，既来到了印度，这个谜团自然是要解开的。

菩提树，英文名Pipal，经冬不凋，巨大的树冠形成天然穹顶。"菩提"在梵语中为"大彻大悟"之意。菩提树又叫毕钵罗树，按佛经记载，佛祖释迦牟尼曾在位于菩提迦耶的一棵毕钵罗树下潜心打坐，终于在七七四十九日之后顿悟成佛，从此，毕钵罗树也改名叫菩提树，在佛教界被公认为"大彻大悟"的象征。

刚走进校园，我就被眼前的大树所吸引，参天茂密，不知道有股什么样的力量在吸引着我，不想靠近只想远远地仰望，可一旦靠近，便不想离开。远远地凝望，静静地守候，捡起两片树叶，我视如珍宝，菩提树叶，我真的拥有了，放在包里我要带回中国，此刻，我开心得不知道如何是好，我要拿回去炫耀，还要告诉我的伙伴们我有真的菩提树叶。接下来的几天，我每天趁课余空闲都会去树下坐一会儿，但是主要还是为了多捡些树叶回去作为礼物送给大家。

每天去，每天捡，忽然有一天我看着堆满树叶的行李箱，心理莫名地烦躁，这么多树叶我要怎么带回去，行程还未过半，箱里已全是树叶，一时气恼，随手便丢进了垃圾桶中，犹犹豫豫，又拣出来两片，看着手中的两片树叶，我沉思了。

何谓"放下"？放下并不意味着"放弃"，放下是舍弃不必要的执着，放弃却是一种面对困难的逃避。人生在世，想要得到的东西难免很多，小到树叶，大到名利、钱财……又或是青春、友谊、情爱。想要的太多难免困惑就越纷乱，接下来的几天，我不再去捡树叶，而是坐在一处，远望着它，偶尔靠近坐下来，让自己的心沉静下来，或许我要思考，我究竟需要的是什么。

瑜伽、创业，两者没有必然的联系，但是又存在着必然的因果关系，因为瑜伽，我开始创业。因为要创业，我选择了瑜伽行业。这一路走来，瑜伽给我带来了生计，而这份生计却让我忙碌不堪，甚至没有吃饭的时间，每天像个陀螺一样在高速旋转，往往此时，我就埋怨自己，为什么选择这份工作，起初创业，是想寻得一份自由。创业之初，让我感觉身心俱疲，找店面、做装修、想拓客、做广告，这每一件事都牵扯掉我很多精力，一度萌生放弃的想法。欣慰的是创业过程中，我收到了无数肯定的回馈，此刻的心不再那么累，收获肯定、得到赞许，让我很确信自己是瑜伽人。可每当夜深人静，陀螺停止旋转时，我就后悔当初的选择，都说要把生活过成自己想要的样子，可我时而喜欢现在的样子，时而又厌恶至极，踌躇、迷茫、困惑，我想我不知道我需要的到底是什么。

"菩提"不"菩提"，不在于树，更不在于什么树，而在于你自己有没有一颗菩提之心。若菩提心在，树树皆为菩提之树！若只迷于外在的物相，纵然是坐在菩提树下，也是无用的。

贪念、执念易生难解，拿得起放不下，很多贪念是想追求更多不属于自己的东西；很多执念只是对努力许久的事的一种不甘心。但我们却忘了，在努力奋力追逐时，只有放下才会有新的开始，只有放下，才能对灵魂和自我进行一次洗涤。

菩提原本就没有树，明亮的镜子也并不是台。本来就是空无一物，哪里会染上什么尘埃？一切万法，本性皆空，坦然面对世事，才能看得云淡风轻，生活固然有诸多变故，来了就来了，过了就过了，不强求结果，生活即是种简单，心静就平和了，我想人生的宝贵财富，莫过如此吧。

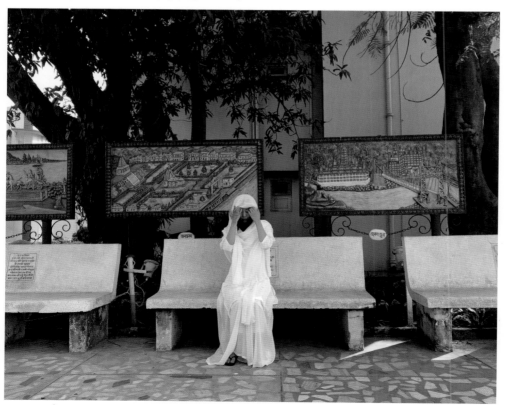

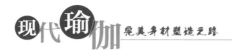

5.3 急中生智变"厨神"

　　出行印度前我可是做了十足的准备，听说印度的水不能直接饮用，必须要买矿泉水喝，听说去到的地方——瑞诗凯诗全城素食没有肉。好吧，水比较好解决，在当地去买瓶装水就好了。这个肉，虽不能说我是无肉不欢的主儿，但适逢中国的正月期间，大鱼大肉肯定是少不了的。因此，出发前，妈妈为我做了十足的准备，牛肉干、牛肉棒、猪蹄子、辣鱼干，还有国人的骄傲——方便面和榨菜，以及N种小零食。这哪里是来游学修行的，简直是去度假游玩的。但是母命难违，儿行千里母担忧，妈妈说让我多吃，吃饱了不想家，只能这样了，重装上阵，24公斤的行李箱一半都是食物。

　　说到印度的饮食，大家想到的是什么？神奇的印度飞饼？各式咖喱？还是各式印度大餐？然而，我们居住的小镇并没有这么高大上的餐厅，从学校出来，沿着恒河岸边，随处可见印式街边摊。

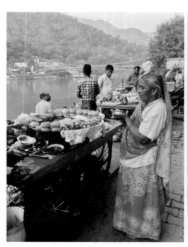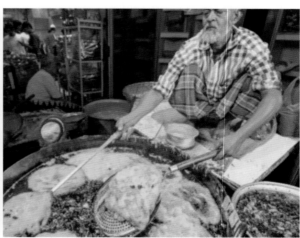

　　先不说味道怎么样，光是看样子就让人难以下咽了，还好学校安排的伙食还算不错，最起码卫生看起来还算合格，不过印度人最神奇的地方，就是各种良好新鲜的食材，经过他们的"特殊处理"总是变成一样东西，那就是咖喱一样的食物，百变不离其宗。让我一度质疑，印度是没有新鲜蔬菜卖的！

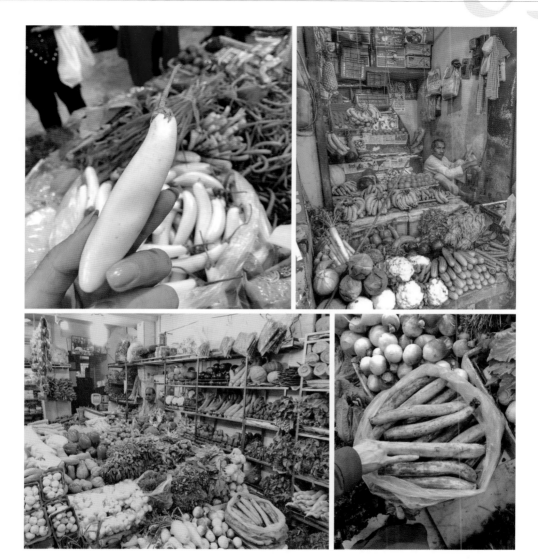

　　"哇，这么多新鲜的蔬菜！同伴的一声惊讶，吸引我们过去围观，原来印度是有蔬菜的，品种还很多，只是看上去好像哪里不太对，白色的是茄子吗？难道是萝卜？细细长长的是山药吗？不，应该是藕，中间有孔，我们在搜索脑中所有蕴藏的蔬菜的名词来给眼前看到的果蔬安上一个合适的名称，为此，我们绞尽脑汁，在竞猜中享受着生活的乐趣。回头想一想，在国内的生活中，我们通常因忙碌的工作无暇顾及饮食，外卖成为我们的主要食物，匆匆忙忙吃上几口，食物也就是用来充饥的。又或者因为某种利益关系，围桌对坐，聊天饮酒谈公事，美食也只能成为一种筹码。适逢家人团聚，准备一桌美食等待我们享用，可又有谁能安心地和家人共享美食，不是摆弄手机，就是匆匆地吃上几口说要赶着去看电视，或者约局游戏，此刻的团圆饭也不过就是例行公事，草草食用。

在印度，每餐食用之前，当地人都要虔诚地去做祷告，感恩食物，感恩神的恩赐，印度教徒更是在吃饭前要先请神吃，取要吃的饭菜往地上扔一点，表示请神先吃，然后人才可以吃饭。吃饭不用刀或筷子，用右手直接抓取进食，在他们眼中，刀叉、碗筷都是"体外之物"，而手是身体的一部分，比"体外之物"更加洁净，也能更好地与食物连接，感恩大地的富足。

最初食用印度餐，新鲜好奇，觉得味道还不错，几天过后，我们开始偷偷地吃掉存货，再后来的几天，我们是小饼卷榨菜、3个人分享一包泡面，就连汤也不放过。一边吃一边开始怀念家里的美食，开始后悔对食物的不珍惜，甚至忏悔我们是对大地母亲的不尊重，才沦落至此。

此后每一餐，尽管学校的饮食不合口味，我们也试图尝试去珍惜、去品尝，尽力地从中汲取甘甜。印度饮食不能适应我们，但是我们要学会去适应它，适应千变万化的世界。

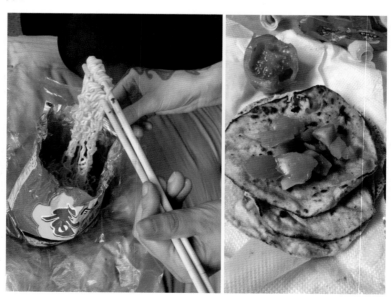

学期将至，我们心心念念能与同行的印度游学同学、老师们一起在异国他乡吃上一顿可口的中国饭，于是，中国美食来到了印度，急中生智变"厨神"。

　　来到印度当地的"中国菜市场"，琳琅满目，除了看着眼熟又不知道怎么叫的蔬菜，还有我们不能再亲切的"老干妈"，这里竟然有老干妈，心中一阵窃喜，中国进口调料王，今天的晚饭有着落了。1小时的疯狂采购，半小时的车程，我们来到了热情好客的印度朋友家里，接下来，要准备30人的饕餮大餐。

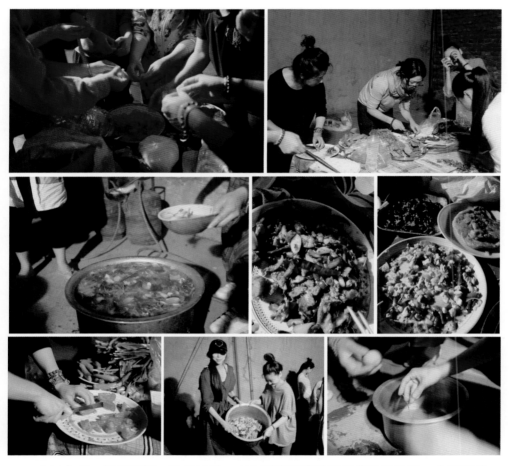

　　人口众多，餐具不够，炊具缺乏，来自五湖四海的同学们各显神通，大展厨艺，各个变"厨神"，辣子鸡、麻婆豆腐、揪面片、养生蔬菜沙拉、鸡蛋炒韭菜、葱油饼，各地美食齐聚印度。原来生活如此美好，原来享受美食是件如此幸福的事情！

　　或许只有失去才懂得珍惜，当现有物质无法满足时，才会激发自身潜意识的能力。聊天中我了解到，结伴同行中多数人都是瑜伽老师，面对会员的空闲时间，我们多数会选择放弃午餐和晚餐时间，带领会员进行瑜伽课程的练习，吃饭也只是繁忙课程中的闲暇，吃一口了事，更不要说给家人和孩子亲手去做一顿正餐了。亲手做的饭菜就是好吃，大家感慨着，更多的是在心底许下了一个承诺，回国后要为亲人、为自己烹制可口的饭菜。

印度游学时的点点滴滴仿佛还历历在目，口中的饭菜香已消失殆尽，可心中的夙愿还未完成，或者我们更需要享受慢行的时间，静下来审视自我，仅仅一顿饭，吃就吃得有滋有味。

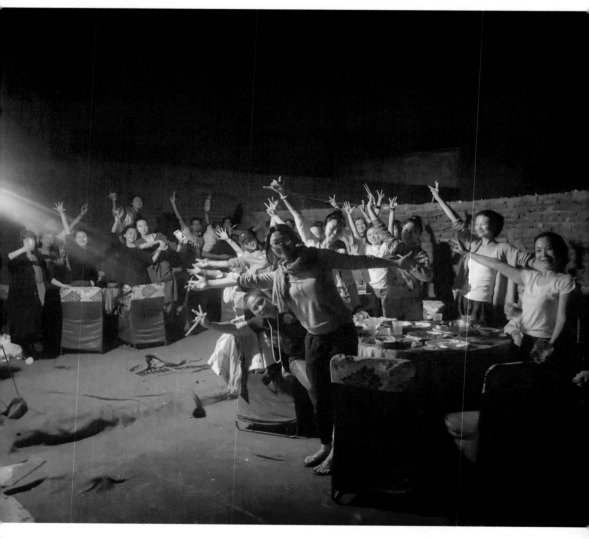

5.4
有声的冥想

如果说，冥想是一种无声的音振，那么唱诵就是有声的冥想。

不着凡尘的洁净，瞬间便淹没了世俗的杂律。

恒河，印度人的"母亲河"，承载了印度上千年的文明，在这几千年的岁月里，印度人世世代代在这里栖息繁衍，世世代代传承着对恒河的崇拜。"母亲河"已不足以赞誉这条神圣的河流，她是神的恩赐，印度人将他们的一生寄托在这里，她承载着印度人生前死后的全部愿望。

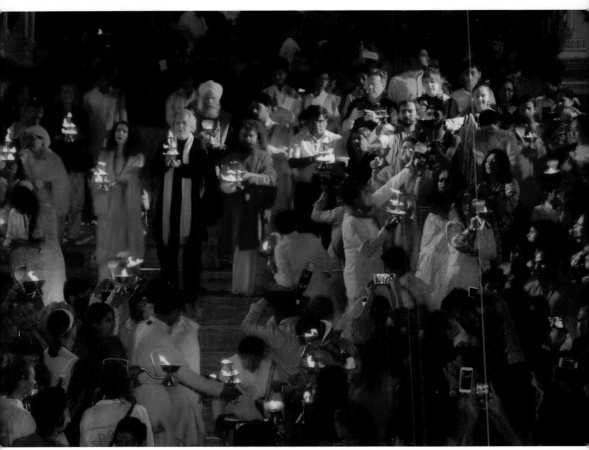

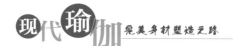
千年来，这条河始终静静地流淌着，用她宽广的胸怀包容着一切。与圣河一起流动着的还有她美丽的传说。相传恒河是印度教最崇拜的神——湿婆神的一根发丝。印度教徒感恩于湿婆和恒河所赐予的全部恩惠，从2000年前就开始了夜祭恒河的仪式。

夜晚降临，将自己放置在恒河夜祭中，你将更加深刻地感受到恒河的魅力。神秘与幽渺的吟唱，在恒河水面上回荡，像是来自另一时空。瑞诗凯诗，夜祭从点火颂歌开始，日复一日，亘古不变地上演着。仪式上男女分坐，长者靠前，乐队在旁，祭祀从圣火开始，由圣火结束。整个过程自然少不了与神沟通的唱诵。即便这样的歌声在今天只有神才听得明白，仍会引得很多异国他乡的游客和着节拍随声哼唱。沉浸其中，总能感受到某种神奇的力量流遍全身。仪式的结尾，人们争相传递着圣火，希冀着圣火可以去除内心的污浊，并沾染一些神的福德。

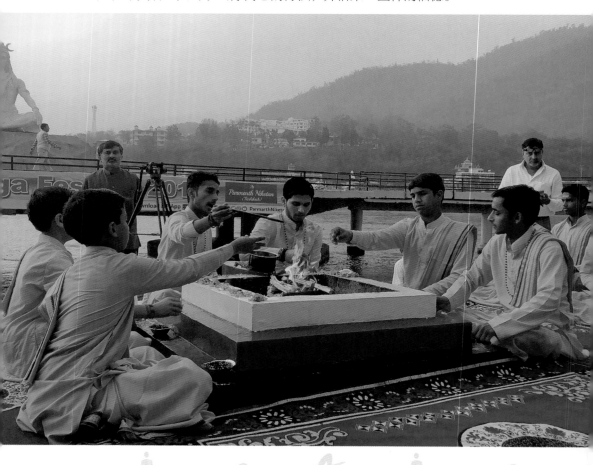

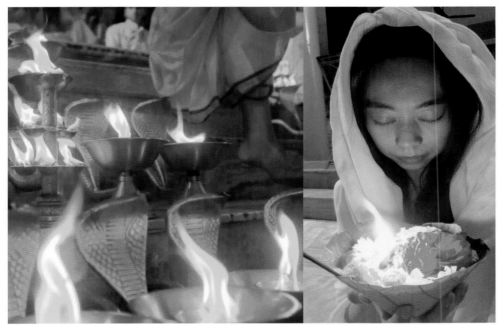

　　夜幕下，聆听着印度教徒的唱诵和礼拜。悠扬古声传来洗礼灵魂之声，此刻，仿佛忘了时间，忘了空间，无国界的唱诵，感恩当下的平静安逸，让我们的心忘我地连接在一起，与宇宙更高的能量连接。这里的自然环境，这里的人们，这里的动物、植物，这里古朴的吃、穿、住、行都会触碰到你内心的最深处，这就是"爱"和"和谐"的存在。这也许就是瑜伽带来的力量，它可以很坚韧，也充满了智慧与包容。

　　游走于印度的传统和现代之间——恒河水、菩提树、古老的情节，好像每个人都有着特别的气味，闻多了才发现那是咖喱。这不是一个让人走马观花就能看透的国度，但也是一个就算走马观花也能让人有众多感触的世界。它不是用眼睛来看的，而是要用心来感触的。一千个人的眼中会呈现出一千个印度，印度是一个能照见自己灵魂的地方，只有来过的人，才能深切地感知身心的波动。在这里可以找到最本源的瑜伽，过着最本真的生活，带你去寻找未知的自己，这样的真我发现中有挑战，有怀疑，也有痛苦，当然会收获欣喜、收获幸福，获得心灵上的震撼。克服万难，排除杂念，使心灵得到解脱和释放。

　　瑜伽发展到现今，褪去了很多神秘的宗教色彩，取而代之的是人们强健体魄的需求。人们利用瑜伽来缓解压力、舒缓情绪，去寻求身心的一方净土，让瑜伽帮我

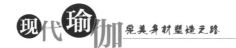

们疗愈身心。瑜伽内在的疗愈力量永远是最有效的，通过瑜伽的练习，平衡身心，超越身体的限制，创造奇迹与希望，只要心灵、精神、意念和意识能朝向正能量，自然能启动内在的疗愈能力。

真正的瑜伽行者都是一个伟大的自我疗愈者，他们会遵循自我的练习方式，观察自己的身体，找出不平衡之处，透过瑜伽的体位法、呼吸法、筋膜放松及穴位按摩的技巧，帮助身体达到真正的平衡。一举手一投足之间，感受自己身体的肌肉和筋膜的伸展与收缩，一阴一阳、一伸一收间保持着自我的觉知。

以身体为师，就是瑜伽的修行。瑜伽不止于身体的习练，更多的是身、心的交融，以身入心。心灵本身具有自我保护和疗愈的能力，我们要善于倾听自己，感受当下最真实的内心感受，才能真切地触碰到自己的内心深处。

真正的瑜伽是从内在的探寻开始，放慢脚步，让心静下来，在瑜伽修行中遇见更好的自己，在人生旅途中遇见未知的你们。